1 Arbeitsschutz ... 1
2 Arbeitsunfall ... 5
3 Arbeitszeit ... 7
4 Ausbildungs- und Prüfungsverordnung (PflAPrV) ... 14
5 Beschwerde ... 17
6 Besprechungen und Arbeitsgruppen ... 18
7 Betreuung, rechtliche ... 22
8 Betriebsvereinbarun ... 24
9 Bewerber ... 26
10 Brainstorming ... 28
11 Datenschutz ... 31
12 Delegation und Übern ... 33
13 Dienstanweisung ... 36
14 Entscheidungen treffen ... 37
15 Expertenstandards ... 40
16 Fort- und Weiterbildung ... 44
17 Gefährdungsanzeige ... 46
18 Gremien, Verbände, Gesellschaften ... 47
19 Haftung ... 48
20 Körperverletzung ... 51
21 Kündigung des Arbeitsverhältnisses ... 53
22 Patientenrechte ... 56
23 Patientenverfügung ... 57
24 Pflegebedürftigkeit ... 59
25 Pflegeberufegesetz (PflBG) ... 63
26 Pflegeberufekammern ... 65

AF627565

Kapitelübersicht

27 Pflegepersonaluntergrenzen 66
28 Pflegestärkungsgesetze (PSG) 68
29 Praxisanleitung 72
30 Projektarbeit 74
31 Urlaub 75
32 Weisung 78

Stichwortverzeichnis

A

Adressen 49
Anlassprüfung 68
Anordnungsverantwortung 33
Arbeitsanweisung 36
Arbeitsbefreiung 76
Arbeitsgruppe 18
Arbeitsmedizinische Vorsorge 1
Arbeitsstätte 2
Arbeitszeitkonto 10
Arbeitszeitmodell 10
Artikelgesetz 68
Aufsichtspflicht 49
Ausbildungsplan 64, 72

B

Begutachtungsinstrument 60
Begutachtungsrichtlinien 69
Berufsbezeichnung 63
Beschäftigungsverbot, Schwangere 4

D

Dienstwegeunfall 5
Direktionsrecht 78
Durchgangsarzt 6

E

Einwilligung 51
Entlastungsbetrag 70
Entlastungsleistungen 68

F

Fahrlässigkeit 49
Feiertagsarbeit 8
Flucht- und Rettungsplan 2

G

Ganzhausansatz 66
Gefährdungsbeurteilung 2
Gesellschaften 49
Gesetze, im Internet 71
Gesetzliche Unfallversicherung 5
Gesundheitsdaten 31
Gleitzeit 10

I

Innovation 28

J

Jahresarbeitszeit 10
Jugendarbeitsschutz 4
Jugendliche, Arbeitszeit 12

K

Kernzeit 10
Kinder, pflegebedürftige 61
Kompetenzbereiche 15
Körperverletzung 50

L

Landespflegeausschuss 68, 70
Leistungen, Pflegekasse 62
Leitlinien 43
Lernen, lebenslanges 44

M

Mehrarbeit 7
Meinungsbildung 39
Misshandlung Schutzbefohlener 51
Mitarbeitende, neue 39
Mutterschutzgesetz 3, 11

N

Nachtarbeit 7, 9
Nachtarbeitnehmer 3, 7
Nachtdienst, Ausbildung 15
Nachtzeit 7

O

Optimierung 28
Organisationsverschulden 48
Orientierungseinsatz 14

P

Personalkosten, voraussichtliche 71
Pflegeberatung, Richtlinien 68
Pflegefehler 49
Pflegegrade 61
Pflegekasse, Informationspflicht 68
Pflegestützpunkt 68, 70
Pflichteinsätze 14
Pflichtfortbildungen 45
Praktische Ausbildung 14
Praxisbegleitung 15
Probezeit 54
– Ausbildung 64
Problemlösung 28
Protokoll 19
Prüfung, Ausbildung 15

R

Rahmenausbildungsplan 16
Remonstrationsrecht 35

Ruhepausen 8
Ruhezeit 8

S

Schadensersatzpflicht 48
Schichtarbeit 7
Schutzausrüstung 3
Schwangere 3, 11
Schweigepflicht 32
Sonntagsarbeit 8
Stillende Arbeitnehmerin 3, 11

T

Tarifverträge 9
Tätigkeiten, vorbehaltene 63
Teilzeitarbeit 10
Tötung 50

U

Überlastungsanzeige 46
Übernahme 34
Überstunden 7
Unfallverhütungsvorschriften 5
Unfallversicherung, gesetzliche 5
Unterlassung 49
Unterricht, Ausbildung 14

V

Verbände 49
Vertiefungseinsatz 14
Vorbehaltene Tätigkeiten 63
– Delegation 33
Vorsatz 49
Vorsorge, arbeitsmedizinische 1
Vorsorgevollmacht 23

W

Wechselschichtarbeit 7
Wegeunfall 5
Weiterbildung 44
Wissen 37

Z

Zeitmanager 20
Zeitmangel 19
Zeitzuschläge 7
Zeugnis, Ausbildung 15
Zusatzurlaub 76
Zwischenprüfung 15

- Die Informationen zu den einzelnen Themen dieses Buchs sind aufgrund des Konzepts der Reihe „Taschenwissen“ bewusst knappgehalten. Gedacht sind die Inhalte für Pflegefachpersonen, die in einer Führungsposition neu sind oder sich in einem Thema (noch) nicht auskennen. Sie erhalten einen schnellen Überblick.
- In vielen Einrichtungen gibt es Anlaufstellen, die Sie für eine vertiefende Information konsultieren können, z. B. Personalabteilung, Sicherheitsbeauftragte, Betriebsrat.
- Bei Bedarf kann es in Ihrem individuellen Fall sinnvoll sein, in den jeweils genannten Quellen weiterführende Inhalte zu recherchieren, z. B. in den angegebenen Gesetzesquellen.
- Die Aufgaben von Arbeitgeber und Führungskräften sind in vielen Bereichen nicht klar zugeordnet. Nicht selten gelten leitende Pflegefachpersonen als Erfüllungsgehilfen. Ein Blick auf die Aufgaben des Arbeitgebers lohnt sich. Im Zweifelsfall bietet es sich an, mit dem Vorgesetzten zu klären, wer welche Aufgaben übernimmt, oder auch einen Blick in den eigenen Arbeitsvertrag zu werfen.
- Gerade bei gesetzlichen Regelungen gibt es nicht selten Spielräume, z. B. durch gerichtliche Entscheidungen oder auch novellierte Gesetze. Dies kann auch auf Ihren Fall oder Ihre Situation zutreffen.
- Auch die Gesetzeslage ändert sich. Die Nutzer dieses Buchs sind daher aufgefordert, Entscheidungen, die auf Gesetzen beruhen, nach sorgfältiger Prüfung der aktuellen Gesetzeslage zu treffen.

An unsere Inhalte haben wir sehr hohe Ansprüche. Trotz aller Sorgfalt kann es jedoch passieren, dass sich ein Fehler einschleicht oder fachlich-inhaltliche Aktualisierungen notwendig geworden sind. Sobald ein relevanter Fehler entdeckt wird, stellen wir eine Korrektur zur Verfügung. Mit diesem QR-Code gelingt der schnelle Zugriff.

https://else4.de/978-3-437-25312-6

Wir sind dankbar für jeden Hinweis, der uns hilft, dieses Werk zu verbessern. Bitte richten Sie Ihre Anregungen, Lob und Kritik an folgende E-Mail-Adresse: kundendienst@elsevier.com

AG	Arbeitsgruppe
AGG	Allgemeines Gleichbehandlungsgesetz
ArbMedVV	Verordnung über arbeitsmedizinische Vorsorge
ArbSchG	Arbeitsschutzgesetz
ArbStättV	Verordnung über Arbeitsstätten
ArbZG	Arbeitszeitgesetz
BDSG	Bundesdatenschutzgesetz
BetrVG	Betriebsverfassungsgesetz
BGB	Bürgerliches Gesetzbuch
BGW	Berufsgenossenschaft für Gesundheitsdienst und Wohlfahrtspflege
BUrlG	Bundesurlaubsgesetz
DGUV	Deutsche Gesetzliche Unfallversicherung
DKG	Deutsche Krankenhausgesellschaft
DNQP	Deutsches Netzwerk für Qualitätsentwicklung in der Pflege
DRG	Diagnosis Related Groups
DSGVO	Datenschutzgrundverordnung
G-BA	Gemeinsamer Bundesausschuss
GewO	Gewerbeordnung
GKV	gesetzliche Krankenversicherung
InEK	Institut für das Entgeltsystem im Krankenhaus
JArbSchG	Jugendarbeitsschutzgesetz
KSchG	Kündigungsschutzgesetz
med.	medizinisch(e)
MRGN	multiresistente gramnegative Stäbchen
MuSchG	Mutterschutzgesetz
PatRechteG	Gesetz zur Verbesserung der Rechte von Patientinnen und Patienten
PflAPrV	Pflegeberufe-Ausbildungs- und Prüfungsverordnung
PflBG	Pflegeberufegesetz
PpUGV	Pflegepersonaluntergrenzen-Verordnung
PSA-Benutzungsverordnung	Verordnung über Sicherheit und Gesundheitsschutz bei der Benutzung persönlicher Schutzausrüstungen bei der Arbeit
PSG	Pflegestärkungsgesetz
SGB	Sozialgesetzbuch
StGB	Strafgesetzbuch
TVöD-K	Tarifvertrag des öffentlichen Dienstes, Dienstleistungsbereich Krankenhäuser
TzBfG	Teilzeit- und Befristungsgesetz

Arbeitsschutzgesetz (ArbSchG)

- Sicherheit und Gesundheitsschutz bei der Arbeit
- Verhütung von Unfällen und arbeitsbedingten Gesundheitsgefahren; menschengerechte Arbeitsgestaltung (§ 2)
- Berücksichtigt physische und psychische Gesundheit (§ 4)
- Unterrichtung über aktuelle oder mögliche Gefahren sowie Schutzmaßnahmen (§ 9)
- Maßnahmen zur Ersten Hilfe, Brandbekämpfung und Evakuierung; Benennung von Beschäftigten für bestimmte Aufgaben (§ 10)
- Unterweisungen während Arbeitszeit bei Einstellung, Veränderung, Einführung von Neuerungen (§ 12)
- Beschäftigte tragen nach Möglichkeiten und Unterweisung selbst Sorge, nutzen Arbeitsmittel bestimmungsgemäß; melden Defekte und Gefahren (§ 15)
- Erfassung von Unfällen bei Tod oder > 3 Tage Arbeitsunfähigkeit (§ 6, → Kap. 2)
- Auch: Anweisung Beschäftigter anderer Arbeitgeber (§ 8)

Verordnung über arbeitsmedizinische Vorsorge (ArbMedVV)

- Arbeitsbedingte Erkrankungen und Berufserkrankungen erkennen und verhüten (§ 1)
- Beschäftigungsfähigkeit erhalten (§ 1)
- Berücksichtigt physische und psychische Gesundheit (§ 2)
- Vorsorge während der Arbeitszeit (§ 3)
- Pflichtvorsorge: vor Aufnahme der Tätigkeit, dann regelmäßig (§ 5)
- Angebotsvorsorge: freiwillig, z. B. bei vermutetem ursächlichem Zusammenhang zwischen Tätigkeit und Erkrankung (§ 5)
- Wunschvorsorge: auf Initiative des Beschäftigten (§ 5a)

Verordnung über Arbeitsstätten (ArbStättV)

- Sicherheit und Schutz der Beschäftigten (§ 1)
- Betrifft auch z. B. Fluchtwege, Pausenräume, Kantinen (§ 2)
- Gefährdende Mängel sind unverzüglich zu beseitigen (§ 4)
- Sicherheitseinrichtungen sind regelmäßig zu prüfen (§ 4)
- Verkehrs- und Fluchtwege, Notausgänge ständig freihalten (§ 4)
- Flucht-/Rettungsplan aushängen, Ablauf regelmäßig üben (§ 4)
- Jährliche Informationen an und Unterweisung der Arbeitnehmer zu Gefährdungen (§ 7)
- Anhang mit konkreten Vorgaben, z. B. zu Fußböden, Verkehrswegen, Pausenräumen

Gefährdungsbeurteilung (§ 3 ArbStättV)

- Grundlage für angemessene arbeitsmedizinische Vorsorge
- Beurteilung der Arbeitsbedingungen nach § 5 ArbSchG
- Mögliche Gefährdungen durch: Gestaltung/Einrichtung des Arbeitsplatzes; physische, chemische, biologische Einwirkungen; Arbeitsmittel; Verfahren, Abläufe, Zeit; Qualifikation und Unterweisung; psychische Belastung (§ 5 ArbSchG)
- Dokumentation: Beurteilungsergebnis, Maßnahmen, Überprüfungsergebnis
- Alle möglichen Gefährdungen von Sicherheit und Gesundheit beurteilen
- Auswirkungen auf Arbeitsorganisation und -ablauf berücksichtigen
- Physische und psychische Belastungen berücksichtigen
- Ergebnisse → Maßnahmen zum Schutz der Beschäftigten

TIPP

Praktische Hilfen für die Gefährdungsbeurteilung finden sich unter: www.bgw-online.de

Schutzausrüstung

Schutzausrüstung muss nach PSA-Benutzungsverordnung

- Schutz gegenüber der zu verhütenden Gefährdung bieten,
- für Bedingungen am Arbeitsplatz geeignet sein,
- für eine Person bestimmt sein *oder* den Ausschluss hygienischer Probleme garantieren

Nachtarbeitnehmer (§ 6 ArbZG)

- Arbeitsmedizinische Untersuchung vor Beginn der Tätigkeit, danach regelmäßig im Abstand von 3 Jahren oder häufiger
- Ab 50. Lebensjahr: jährlich

Besonderheiten für schwangere/stillende Arbeitnehmerinnen (MuSchG)

- Pflicht des Arbeitgebers, Schutzmaßnahmen zum physischen und psychischen Schutz von Mutter und Kind zu treffen und Wirksamkeit zu überprüfen (§ 9)
- Kurze Unterbrechung der Arbeit ermöglichen (§ 9)
- Möglichkeit bieten, sich hinzulegen, zu setzen, auszuruhen (§ 9)
- Gespräch über Arbeitsbedingungen anbieten (§ 10)

MERKE

Der Arbeitgeber hat für jede Tätigkeit „die Gefährdungen nach Art, Ausmaß und Dauer zu beurteilen, denen eine schwangere oder stillende Frau oder ihr Kind ausgesetzt ist oder sein kann", und zu ermitteln, ob Schutzmaßnahmen erforderlich sind, eine Umgestaltung der Arbeitsbedingungen notwendig oder eine Fortführung der Arbeit nicht möglich ist (§ 10).

- Untersagung von Arbeiten mit Gefahrstoffen, physikalischen Einwirkungen in schädigendem Maß, in belastender Arbeitsumgebung oder körperliche Arbeit, die eine unverantwortbare Gefährdung der Schwangeren oder ihres Kindes (§ 11) bzw. der stillenden Mutter oder ihres Kindes darstellen (§ 12)
- Rangfolge von Schutzmaßnahmen (§ 13):
  - Arbeitsplatz umgestalten
  - Anderen Arbeitsplatz zur Verfügung stellen
  - Betriebliches Beschäftigungsverbot aussprechen

Besonderheiten der Beschäftigung Jugendlicher (JArbSchG)

- Beschäftigungsverbote und -beschränkungen für Jugendliche regeln §§ 22–27
- Ärztliche Erstuntersuchung zwingend notwendig (§ 32)
- Erste Nachuntersuchung nach 1 Jahr, Hinweis darauf durch Arbeitgeber nach 9 Monaten (§ 33)
- Bezahlte Freistellung für Untersuchungen (§ 43)

Gesetzliche Grundlage: SGB VII – **Gesetzliche Unfallversicherung**
Kriterien für Arbeitsunfälle (§ 8):

- Unfall während der Arbeit
- Auf **direktem** Weg zwischen Wohnung und Arbeitsplatz (Wegeunfall, bis zur Außentür des Wohngebäudes)
  - Ohne private Angelegenheiten, z. B. Einkauf
  - Mitversichert: Kinder des eigenen Haushalts, die auf dem Weg zur Arbeit in fremde Obhut gegeben werden
  - Umwege aufgrund von Fahrgemeinschaften
- Dienstwege im Auftrag des Arbeitgebers

Prävention

- Gefahrenquellen durch **Gefährdungsbeurteilungen** ausschalten (→ Kap. 1, → Abb. 2.1)
- **Unfallverhütungsvorschriften** beachten

TIPP

Unfallverhütungsvorschriften werden angeboten von der BGW (www.bgw-online.de) und der DGUV (www.dguv.de).

- Informationspflicht des Arbeitgebers an Mitarbeitende beachten
- Allgemeine Maßnahmen, z. B.:
  - Rutschfeste, geschlossene Schuhe
  - Rutschfester Bodenbelag
  - Haltegriffe
  - Nässe vermeiden, ggf. auf Nässe hinweisen
  - Hektik vermeiden
  - Stolperfallen entfernen

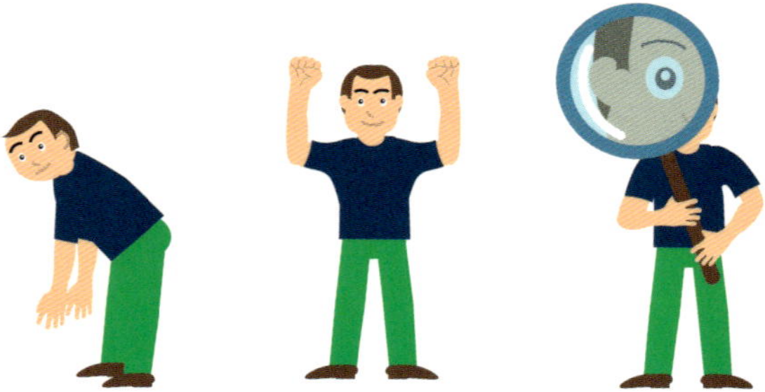

Abb. 2.1 Vorbeugen, handeln, prüfen – Arbeitsunfälle vermeiden

- Besonderheiten ambulante Pflege, z. B.:
  - Fahrsicherheitstraining
  - Einführung in das Fahrzeug; geeignete Fahrzeugausstattung, z. B. Winterreifen

Verhalten und Regeln nach Arbeitsunfall

- **Meldung** des Arbeitsunfalls an Personalabteilung
  - Personalabteilung an BGW, wenn Betroffener voraussichtlich > 3 Tage arbeitsunfähig ist
  - Meldung innerhalb von 3 Tagen
  - Per Formular (Kopie bei Arbeitgeber und an Betroffenen) oder online
  - Arbeitgeber informiert Sicherheitsfachkraft und Betriebsarzt
- Zuständig für Leistungen: DGUV
- **Voraussetzungen** für Leistungen (nach SGB VII, 3. Kapitel): Untersuchung durch **Durchgangsarzt** (dem Arbeitgeber i. d. R. bekannt)

Definitionen:

- **Arbeitszeit:** Beginn bis Ende der Arbeit ohne Ruhepausen (§ 2 ArbZG)
- **Mehrarbeit:** zusätzliche Arbeitsstunden von Teilzeitbeschäftigten bis hin zur Arbeitszeit eines Vollzeitbeschäftigten (§ 7 TVöD-K)
- **Nachtzeit:** Zeit von 23 bis 6 Uhr (§ 2 ArbZG)
- **Nachtarbeit:** Arbeit von mehr als 2 Stunden in der Nachtzeit (§ 2 ArbZG); Arbeit zwischen 21 und 6 Uhr (§ 7 TVöD-K)
- **Nachtarbeitnehmer:** Arbeitnehmer, die normalerweise Wechselschicht leisten oder mind. an 48 Tagen im Jahr Nachtarbeit leisten (§ 2 ArbZG)
- **Schichtarbeit:** Arbeit nach Schichtplan, regelmäßiger Wechsel des Arbeitsbeginns um mind. 2 Stunden, Zeitspanne von mind. 13 Stunden (§ 7 TVöD-K); Schichtarbeit ist zuschlagspflichtig (§ 8 TVöD-K)
- **Überstunden:** angeordnete Arbeitsstunden, die über die Arbeitszeit eines Vollzeitbeschäftigten hinausgehen, ohne Ausgleich bis Ende der folgenden Kalenderwoche (§ 7 TVöD-K); bei Schicht- und Wechselschichtarbeit: die auf Anordnung zusätzlich geleisteten Arbeitsstunden, die nicht im Schichtplanturnus ausgeglichen werden (§ 7 TVöD-K)
- **Wechselschichtarbeit:** Arbeit nach Dienstplan, der regelmäßige Arbeitszeitwechsel vorsieht (auch nachts sowie an Sonn- und Feiertagen); längstens nach Ablauf eines Monats wird der Arbeitnehmer wieder zu mind. 2 Nachtschichten herangezogen (§ 7 TVöD-K); Wechselschichtarbeit ist zuschlagspflichtig (§ 8 TVöD-K)
- **Zeitzuschläge:** für TVöD-gebundene Einrichtungen in § 8 definiert

Werktägliche Arbeitszeit:

- Darf 8 Stunden nicht überschreiten (§ 3 ArbZG)
- Verlängerung bis 10 Stunden möglich, wenn in 6 Kalendermonaten bzw. 24 Wochen im Durchschnitt 8 Stunden werktäglich nicht überschritten werden (vgl. Nachtarbeit)
- Darüber hinausgehende Arbeitszeiten sind vom Arbeitgeber zu dokumentieren (§ 16 ArbZG)
- Aufsichtsbehörde kann längere Arbeitszeit zur Erreichung zusätzlicher Freischichten genehmigen (§ 15 ArbZG)

Sonn- und Feiertage:

- Mind. 15 Sonntage im Jahr müssen beschäftigungsfrei sein; auf Basis eines Tarifvertrags kann auf 10 freie Sonntage reduziert werden (§§ 11, 12 ArbZG)
- Beschäftigung am Sonntag erfordert Ersatzruhetag innerhalb von 2 Wochen, die den Sonntag einschließen (§ 11 ArbZG)
- Beschäftigung am Feiertag, der auf einen Werktag fällt, erfordert Ersatzruhetag innerhalb von 8 Wochen, die den Feiertag einschließen; kann auf Basis eines Tarifvertrags entfallen (§§ 11, 12 ArbZG)
- Ersatzruhetag muss mit Ruhezeit verbunden werden (§ 11 ArbZG)
- Arbeitszeit darf an Sonn- und Feiertagen auf bis zu 12 Stunden verlängert werden, wenn zusätzliche freie Schichten an Sonn- und Feiertagen entstehen (§ 12 ArbZG)

Ruhepausen (§ 4 ArbZG):

- Müssen im Voraus feststehen
- Mind. 30 Minuten bei > 6 Stunden Arbeit
- Mind. 45 Minuten bei > 9 Stunden Arbeit
- Mindestdauer 15 Minuten pro Pause
- Spätestens nach 6 Stunden Arbeit

Ruhezeit (§ 5 ArbZG):

- Nach Ende der täglichen Arbeit, mind. 11 Stunden
- Kürzung auf 10 Stunden möglich, wenn innerhalb von 4 Wochen durch Ruhezeit von mind. 12 Stunden ausgeglichen

Nachtarbeit (§ 6 ArbZG):

- Darf werktäglich 8 Stunden nicht überschreiten
- Verlängerung auf bis 10 Stunden möglich, wenn in 1 Kalendermonat bzw. 4 Wochen im Durchschnitt 8 Stunden werktäglich nicht überschritten werden
- Regelungen zur werktäglichen Arbeitszeit gelten, wenn Nachtarbeitnehmer keine Nachtarbeit leisten

MERKE

Umkleidezeiten gelten als Arbeitszeiten.

Abweichungen (§ 14 ArbZG):

- Abweichungen von der Arbeitszeit, von Ruhepausen, der Ruhezeit, der werktäglichen Arbeitszeit der Nachtarbeitnehmer, Ausgleichszeiträumen, der Sonn- und Feiertagsarbeit sowie von deren Ersatzruhetagen sind bei unaufschiebbaren Aufgaben möglich, wenn dem Arbeitgeber andere Vorkehrungen nicht zugemutet werden können
- 48 wöchentliche Arbeitsstunden dürfen im Schnitt innerhalb von 6 Kalendermonaten bzw. 24 Wochen nicht überschritten werden

Tarifverträge können nach § 7 ArbZG Ausnahmen vom ArbZG regeln zu:

- Arbeitszeit bei Arbeitsbereitschaft und Bereitschaftsdienst
- Ausgleichszeiträumen
- Gesamtdauer von Ruhepausen
- Verkürzung von Ruhezeiten
- Beginn der Nachtzeit

Beispiele für **Arbeitszeitmodelle:**

- **Arbeitszeitkonto:** zwischen vertraglicher und tatsächlicher (gemessener) Arbeitszeit ergeben sich Zeitguthaben oder -schulden, die ausgeglichen werden; teilweise betriebliche Höchstgrenzen
- **Gleitzeit:** Arbeitsbeginn und -ende in festgelegten Zeiträumen statt -punkten; i. d. R. in Verbindung mit Zeitguthaben oder -schulden; **Kernzeit:** Zeit, in der der Arbeitnehmer in jedem Fall anwesend sein muss
- **Jahresarbeitszeit:** Arbeitsleistung in Stunden über das Jahr unregelmäßig verteilt (z. B. saisonbedingt), über das Jahr jedoch ausgeglichen; jährliche Arbeitszeit wird für jedes Jahr neu berechnet (durch unterschiedliche Lage der Feiertage); i. d. R. regelmäßiges monatliches Einkommen, Verrechnung der Mehrarbeit zu bestimmten Zeitpunkten
- **Teilzeitarbeit:**
  - Definition: geringere regelmäßige Wochenarbeitszeit als bei Vollzeitarbeitnehmern (§ 2 TzBfG)
    - Vollzeit entspricht laut TVöD-K 38,5 Stunden im Tarifgebiet West, 40 Stunden im Tarifgebiet Ost
    - Auch geringfügig Beschäftigte
  - Teilzeitbeschäftigte Arbeitnehmer dürfen nicht ohne sachlichen Grund benachteiligt werden (§ 4 TzBfG)
  - Arbeitnehmern ist Teilzeitarbeit zu ermöglichen (§ 6 TzBfG)
  - Besteht das Arbeitsverhältnis > 6 Monate, besteht Anrecht auf Arbeitszeitverringerung, soweit nicht betriebliche Gründe dagegensprechen; Voraussetzung: Arbeitgeber beschäftigt i. d. R. > 15 Arbeitnehmer (ohne Auszubildende; § 8 TzBfG)
  - Frühestens nach 2 Jahren erneut Verringerung einforderbar (§ 8 TzBfG)

- Arbeitsplätze, die sich eignen, sind auch in Teilzeit auszuschreiben (§ 7 TzBfG)
- Dauer und Lage der Arbeitszeit hat der Arbeitgeber auf Wunsch des Arbeitnehmers mit diesem zu erörtern (§§ 7, 8 TzBfG)
- Zeitlich begrenzte Verringerung der Arbeitszeit regelt § 9a TzBfG
- Schriftlicher Wunsch eines Arbeitnehmers nach Verlängerung der Arbeitszeit ist bei Besetzung eines Arbeitsplatzes unter Voraussetzungen zu berücksichtigen (§ 9 TzBfG)

TIPP

Detaillierte Regelungen finden sich im geltenden Tarifvertrag sowie im individuellen Arbeitsvertrag.

Besonderheiten für schwangere/stillende Arbeitnehmerinnen (MuSchG)

- Keine Beschäftigung ab 6 Wochen vor Entbindung und in den 8 Wochen nach Entbindung bzw. 12 Wochen bei Frühgeburten, Mehrlingsgeburten (§ 3)
- Verlängerte Schutzfrist nach der Geburt bei vorzeitiger Entbindung (§ 3)
- Tägliche Arbeitszeit max. 8,5 Stunden oder 90 Stunden in Doppelwoche; Sonntage eingerechnet (§ 4)
- Kein Überschreiten der vertraglich vereinbarten Arbeitszeit im Monatsschnitt; Ruhezeit mind. 11 Stunden (§ 4)
- Keine Beschäftigung zwischen 20 und 6 Uhr (§ 5); Ausnahmen bis 22 Uhr in § 28 geregelt
- **Freistellungsanspruch:**
  - Für gesetzliche Vorsorgeuntersuchungen

- In den ersten 12 Monaten nach der Entbindung zum Stillen: mind. 2 × tgl. für 30 Minuten oder 1 × tgl. für 1 Stunde
- Bei zusammenhängender Arbeitszeit von > 8 Stunden: 45 bzw. 90 Minuten (§ 7)
- Ohne Entgeltausfall (§ 23)

MERKE
Für schwangere Minderjährige und Auszubildende gelten teilweise gesonderte Regelungen.

Besonderheiten für jugendliche Arbeitnehmer (JArbSchG)

- **Schichtzeit:** tgl. Arbeitszeit inkl. Ruhepausen (§ 4), darf tgl. 10 Stunden nicht überschreiten (§ 12)
- **Max. Arbeitszeit:** 8 Stunden täglich, 40 Stunden wöchentlich (§ 8)
- Auf Basis eines Tarifvertrags können tägliche und wöchentliche Arbeitszeit, wöchentliche Arbeitstage, Ruhepausen, Schichtzeit, Samstags-/Sonntags- und Feiertagsarbeit anderweitig geregelt werden (§ 21a)
- Beschäftigung nur zwischen 6 und 20 Uhr, in mehrschichtigen Betrieben bis 23 Uhr; vor Berufsschultag max. bis 20 Uhr, sofern Schulbeginn vor 9 Uhr (§ 14)
- Max. 5 Tage pro Woche; Ruhetage möglichst aufeinanderfolgend (§ 15)
- Mind. 2 beschäftigungsfreie **Samstage** pro Monat (§ 16)
- Jeder zweite **Sonntag** sollte, mind. 2 Sonntage pro Monat müssen frei sein (§ 17)
- Bei Beschäftigung am Samstag oder Sonntag: Freistellung in derselben Woche an berufsschulfreiem Tag notwendig (§ 16, 17)

- Wegen eines **gesetzlichen Feiertags** am Werktag entfallene Arbeitszeit wird auf Wochenarbeitszeit angerechnet (§ 4); bei Beschäftigung an werktäglichem Feiertag Ausgleichstag in derselben oder folgenden Woche notwendig (§ 18)
- Ausfallende Arbeitszeit an Brückentagen: Vor-/Nacharbeitung innerhalb von 5, den Brückentag einschließenden Wochen möglich; Erhöhung der tägl. Arbeitszeit auf 8,5 Stunden täglich in diesem Zeitraum möglich (§ 8)
- Beschäftigung am 24.12. und 31.12. bis max. 14 Uhr; keine Beschäftigung am 25.12., 1.1., Ostersonntag und 1.5. (§ 18)
- Ausgleich verkürzter Arbeitstage durch max. 8,5-stündige Arbeitstage (§ 8)
- Anrechnung Berufsschultage mit tägl. durchschnittlicher Arbeitszeit (§ 9)
- Anrechnung Berufsschulwochen: mit durchschnittlicher wöchentlicher Arbeitszeit (§ 9)
- **Ruhepausen** (§ 11):
  - Mind. 30 Minuten bei > 4,5–6 Stunden Arbeit
  - Mind. 60 Minuten bei > 6 Stunden Arbeit
  - Frühestens 1 Stunde nach Beginn, spätestens 1 Stunde vor Ende der Arbeit
  - Spätestens nach 4,5 Stunden Arbeit
- Mind. 12 Stunden Freizeit nach Arbeitszeitende (§ 12)

TIPP

Der TVöD-K ist einsehbar unter: www.vka.de/assets/media/docs/0/Tarifrunde%202020/201025_ÄV_13_TVöD-K_Lesefassung_Stand%2001_03_2021.pdf

Im Folgenden werden Informationen der Ausbildungs- und Prüfungsverordnung mit besonderem Wert für das Pflegemanagement dargestellt.

- Verträge regeln Kooperation zwischen Pflegeschule und Praxiseinrichtungen (§ 8)
- Theoretischer und praktischer **Unterricht:** mind. 2.100 Stunden
- **Praktische Ausbildung:** mind. 2.500 Stunden, davon mind. 1.300 Stunden beim Träger

Praktische Ausbildung (§ 3)

- Befähigung, theoretisch und praktisch erworbene Kompetenzen aufeinander zu beziehen, zu verbinden, weiterzuentwickeln (§ 3)
- Orientierungs- und 1 Pflichteinsatz, i. d. R. Vertiefungseinsatz und überwiegender Teil der Ausbildung beim Träger der praktischen Ausbildung; Teilung des Pflichteinsatzes möglich, wenn Kompetenzvermittlung nicht vollumfänglich beim Träger möglich (§ 3)

Orientierungseinsatz: erster Einsatz, umfasst 400 Stunden (ab 2025 ggf. mehr; Anlage 7)

Pflichteinsätze (§ 7 PflBG, Anlage 7 zur PflAPrV):

- Stationäre Akutpflege, stationäre Langzeitpflege, ambulante Akut-/Langzeitpflege: je 400 Stunden
- Pädiatrie: 60–120 Stunden
- Einsätze in der allgemeinen Akutpflege und der Pädiatrie vor der Zwischenprüfung
- Allgemein-, geronto-, kinder- oder jugendpsychiatrische Versorgung: 120 Stunden nach der Zwischenprüfung

Vertiefungseinsatz (§ 7PflBG):

- Im Bereich eines vorangegangenen Pflichteinsatzes
- Nach der Zwischenprüfung
- 500 Stunden

Weitere Einsätze, z. B.:
- Rehabilitation, Pflegeberatung: 80 Stunden
- Zur freien Verteilung im Versorgungsbereich des Vertiefungseinsatzes: 80 Stunden

Nachtdienste (§ 1):
- Ab 2. Ausbildungshälfte
- 80–120 Stunden
- Unter unmittelbarer Aufsicht einer examinierten Pflegefachperson

Praxisbegleitung durch Lehrkräfte der Pflegeschule (§ 5):
- Aufgaben: Auszubildende betreuen und beurteilen, Praxisanleiter unterstützen
- Mind. 1 Besuch einer Lehrkraft je Orientierungs-, Pflicht- und Vertiefungseinsatz

Praxisanleitung (→ Kap. 29)

Zeugnisse und Prüfungen

Jährliches Zeugnis:
- Praxisnote und dortige Fehlzeiten
- Qualifizierte Leistungseinschätzung je Praxiseinsatz
- Erläuterung gegenüber dem Auszubildenden (§ 6)
- Durchschnitt der praktischen Zeugnisnoten fließt zu 25 % in Abschlussnote ein (§ 13)

Zwischenprüfung nach 2. Ausbildungsdrittel:
- Fortsetzung der Ausbildung unabhängig vom Ergebnis
- Bei Gefährdung des Ausbildungsziels ergreifen Praxiseinrichtung und Schule Maßnahmen (§ 7)

Staatliche praktische Prüfung (§ 9):
- I. d. R. in Einrichtung des Vertiefungseinsatzes
- Zu prüfende Kompetenzbereiche: I–V der Anlage 2 zur PflAPrV (§ 16)

4 Ausbildungs- und Prüfungsverordnung (PflAPrV)

- Inhalte: selbstständige, umfassende, prozessorientierte Pflege; Pflegebedarf personenbezogen erheben, Pflege planen und durchführen, Pflegeprozess evaluieren; kommunikativ handeln; Qualität sichern; vorbehaltene Tätigkeiten (→ Kap. 25) (§ 16)
- Schule schlägt zu pflegende Menschen vor, Einwilligung des zu pflegenden Menschen sowie der zuständigen Pflegefachperson notwendig; reale Pflege von mind. 2 Menschen, einer mit erhöhtem Pflegebedarf (§§ 10, 16)
- Ablauf: Vorbereitungsteil = schriftlicher Pflegeplan; Fallvorstellung max. 20 Minuten; geplante und situativ angemessene Durchführung der Pflege; Reflexionsgespräch max. 20 Minuten; max. Dauer ohne Vorbereitungsteil: 240 Minuten; organisatorische Pause von max. 1 Werktag möglich; Vorbereitungsteil unter Aufsicht; 2 Fachprüfer, darunter 1 Praxisanleiter (§ 16)
- Benotungsvorgehen regelt § 17
- Einmalige Wiederholung der Prüfung möglich bei Note „mangelhaft“ oder „ungenügend“; zuvor zusätzliche Ausbildungszeit von max. 1 Jahr (§ 19)
- Rücktritt, Versäumnis und Täuschung regeln §§ 20–22

Besondere Vorschriften

- Besondere Vorschriften Gesundheits- und Kinderkrankenpflege: §§ 25–27
- Besondere Vorschriften Altenpflege: §§ 25, 28, 29
- Besonderheiten hochschulische Ausbildung: §§ 30–41

TIPP

Der Rahmenausbildungsplan für die praktische Ausbildung findet sich unter: www.bibb.de/dienst/veroeffentlichungen/de/publication/show/16560

4 Ausbildungs- und Prüfungsverordnung (PflAPrV)

- **Möglichkeit** zur Beschwerde geben
  - Anonyme und namenskenntliche Abgabe von Beschwerden, z. B. Beschwerdebriefkasten, E-Mail-Adresse aushängen
  - Beschwerden als Gelegenheit zur Verbesserung einfordern
  - Beschwerden persönlich entgegennehmen

MERKE

§ 135a SGB V verpflichtet zu einem patientenorientierten Beschwerdemanagement.

- Beschwerden **annehmen**
  - Als Aufmerksamkeit betrachten und wertschätzen
  - Als Gelegenheit zur Verbesserung verstehen
  - Als wertvollen Blick von außen/aus anderer Perspektive sehen
- Beschwerden **bearbeiten**
  - Einzeln oder in der Gruppe
  - Auf operativer Ebene oder mit der nächsten Führungsebene
  - Beschwerdebearbeitung nachverfolgen, insbesondere bei Delegation an andere Personen
- Aus Beschwerden **lernen**
  - Systematik von Beschwerden erkennen, z. B. wiederkehrendes Thema, zu gleichen Personen, von gleichen Personen
  - Übertragung auf andere Bereiche prüfen
  - Intra- und ggf. interdisziplinär kommunizieren
  - Nachhaltigkeit von Veränderungen prüfen

MERKE

Beschwerdemanagementsysteme dienen in erster Linie der Nachverfolgbarkeit und thematischen Systematisierung von Beschwerden mit dem Ziel der kontinuierlichen Verbesserung des Unternehmens.

Thema/Themen/Ziel:

- Vorab festlegen
- (Vorab) kommunizieren
- Ggf. Zeit für spontane weitere Themen einplanen
- Themenwünsche regelmäßig abfragen, z. B. 1- bis 2-mal jährlich
- Ggf. Jahresplan für Themen/Arbeitsgruppen (AG) erstellen

Teilnehmende:

- Nach Thema zusammenstellen
- Einladen, über Besprechung/AG informieren
- Teilnahme ermöglichen (Dienstplan)
- Teilnahmebedingungen außerhalb des Dienstes klären
- Ggf. Teilnehmerkreis je nach Themenentwicklung ändern
- Moderator/Gesprächsleiter festlegen

Termin und **Zeitrahmen:**

- Rechtzeitig ankündigen
- Auf Arbeitsabläufe abstimmen
- Zeit für Rückfragen einplanen
- Zeitliche Reserve – nicht zu großzügig – einplanen

TIPP

An regelmäßig wiederkehrenden Teambesprechungen können oft nicht alle Teammitglieder teilnehmen. Der Dienstplan sollte so gestaltet werden, dass regelmäßig allen Mitarbeitenden die Teilnahme ermöglicht wird – auch Mitarbeitenden, die vorwiegend im Nachtdienst oder in Teilzeit tätig sind.

Gäste/Vortragende:

- Termin rechtzeitig abstimmen
- Thema absprechen
- Zeitrahmen absprechen

- Im Team ankündigen
- Bei auswärtigen Teilnehmenden ggf. Kostenübernahme klären

Material:

- Moderationsmaterial bereitlegen
- Zettel und Stift für eigene Notizen
- Veranschaulichungsmaterial zum Thema, z. B. neu angeschaffte Gegenstände

Protokoll:

- Protokollant vorab oder am Anfang der Besprechung/AG festlegen
- Zeitnah (festgelegter Zeitraum) erstellen (lassen)
- Beteiligten aushändigen oder aushängen; allen Beteiligten Zugriff ermöglichen

TIPP

Rückfragen zum Protokoll und sehr kurze Berichte zu den Aufgaben des letzten Protokolls eröffnen die nächste Besprechung/AG, führen erneut in das Thema ein. Sie sollten jedoch nicht zu viel Zeit einnehmen, um nicht „auf der Stelle zu treten". Langwierige und häufig wiederkehrende Diskussionen um Protokolle können darauf hinweisen, dass

- die Diskussion in der Besprechung zu kurz gekommen ist oder
- das Protokoll unverständlich ist bzw. nicht das Ergebnis der Besprechung widerspiegelt.

- Korrekturen in neues Protokoll aufnehmen
- Archivieren

Fehler und Probleme in Besprechungen und Arbeitsgruppen

Wiederkehrender Zeitmangel

- Mögliche **Ursachen:**
  - Zu viele Themen
  - Versuch, angesprochene Probleme sofort und vor Ort zu lösen

- Versuch, es allen Beteiligten recht zu machen
- Zu lange Diskussionen
- Zu „kuschelige“ Atmosphäre (Kaffee, Kuchen, private Gespräche)

- **Lösungsmöglichkeiten:**
  - Mehr Zeit oder weniger Besprechungspunkte einplanen
  - Ziel- und Ergebnisorientierung verdeutlichen
  - Diskussionen abkürzen bzw. vertagen
  - Arbeitsaufgaben mitnehmen/verteilen
  - Arbeitsatmosphäre schaffen

TIPP

Position des Zeitmanagers einrichten: Jedem Besprechungspunkt wird vorab eine Dauer zugeordnet; wird diese überschritten, muss das Thema vertagt werden. Der Zeitmanager warnt mit abgesprochenem zeitlichem Vorlauf, bevor die Zeit für das Thema abgelaufen ist.

Regelmäßig zu lang bemessene Zeit

- Mögliche **Ursachen:**
  - Zu großzügig bemessener Zeitrahmen
  - Mangelnde Diskussions-/Beteiligungsbereitschaft der Teilnehmenden
- **Lösungsmöglichkeiten:**
  - Weniger Zeit einplanen
  - Notwendigkeit der Beteiligung aller Teilnehmenden aufzeigen
  - Meinungen/Sichtweisen gezielt einfordern
  - Teilnehmende nach Vorstellungen zum Ablauf der Besprechung/AG befragen
  - Themen aus Sicht der Teilnehmenden festlegen lassen
  - Teilnehmende die Organisation der Besprechung/AG übernehmen lassen

Häufiger Ausfall von Besprechungen/AGs

- Mögliche **Ursachen:**
  - Priorisierung anderer Tätigkeiten
  - Zu hohe zeitliche Bindung durch die Besprechung/AG
  - Keine/zu wenig Themen
  - Fehlendes Engagement der Teilnehmenden
  - Fehlender Wille zur Zusammenarbeit, fehlender Teamgedanke
- **Lösungsmöglichkeiten:**
  - Besprechung/AG höher priorisieren
  - Ggf. Frequenz und/oder Dauer der Besprechung/AG verringern
  - Klärung, ob ggf. notwendige Themen nicht gesehen werden
  - Notwendigkeit/Ziel der Besprechung/AG verdeutlichen
  - Ggf. andere Mitarbeitende in AG berufen

Ergebnislosigkeit/Besprechungen oder AGs bewirken nichts

- Mögliche **Ursachen:**
  - Themen/Punkte werden nach der Besprechung/AG nicht weiterverfolgt
  - Unklare Zuständigkeiten
  - Keine Prüfung der im Protokoll festgelegten Aufgaben
- **Lösungsmöglichkeiten:**
  - Zuständigkeiten im Protokoll festlegen
  - Überprüfungszeitraum festlegen und überprüfen

- Rechtsgrundlage: § 1896 ff. BGB
- **Zielgruppen** sind volljährige Personen
  - mit psychischer Erkrankung oder
  - Behinderung,
  - die alle oder einige Angelegenheiten nicht besorgen können (§ 1896)
- Betreuer wird vom Betreuungsgericht bestellt: auf Antrag oder von Amts wegen
- Bei körperlicher Behinderung nur auf Antrag des Betroffenen; Ausnahme: Willensäußerung nicht möglich
- Keine Betreuung gegen den freien Willen
- Betreuung nur für festgelegte Aufgabenkreise
- Keine Betreuung, wenn Angelegenheiten durch Bevollmächtigten oder andere Hilfe besorgt werden können
- Übernahme des Fernmeldeverkehrs und der Post durch den Betreuer nur bei ausdrücklicher Anordnung durch das Gericht

MERKE

Personen, die in einem Abhängigkeitsverhältnis zu der Einrichtung stehen, in der der Betreute wohnt oder untergebracht ist, dürfen nicht zum Betreuer bestellt werden (§ 1897).

- Zu betreuende Person kann Betreuer vorschlagen oder ausschließen (§ 1897)
- Ehrenamtliche Betreuer werden beruflich betreuenden Personen vorgezogen (§ 1897)
- Gerichtlich bestellte Person ist zur Übernahme der Betreuung verpflichtet, Ablehnung nur aus bestimmten Gründen möglich (§ 1898)
- Mehrere Betreuer für eine Person sind möglich (§ 1899)
- Verein oder Behörde kann als Betreuer eingesetzt werden (§ 1900)

- „Die Betreuung umfasst alle Tätigkeiten, die erforderlich sind, um die Angelegenheiten des Betreuten nach Maßgabe“ von § 1901 zu besorgen:
  - Entsprechend dem Wohl des Betreuten, nach seinen Vorstellungen und Wünschen
  - Betreuer bespricht Angelegenheiten vorab mit Betreutem
  - Möglichkeiten nutzen, um Krankheit/Behinderung „zu beseitigen, zu bessern, ihre Verschlimmerung zu verhüten oder ihre Folgen zu mildern“
  - Ggf. Betreuungsplan notwendig (bei berufsmäßiger Betreuung)
  - Möglichkeit/Notwendigkeit der Einschränkung oder Ausweitung der Betreuung, evtl. auch auf weitere Betreuer, teilt der Betreuer dem Betreuungsgericht mit
- **Medizinische Maßnahmen,** die zum Tod oder schweren Schäden führen können, benötigen die Genehmigung des Betreuungsgerichts ebenso wie die Unterlassung medizinischer Maßnahmen, die zum Tod oder zu schweren Schäden führen kann
- Medizinische Maßnahmen gegen den Willen des Betreuten (ärztliche Zwangsmaßnahmen) regelt § 1906a
- Entlassung des Betreuers regelt § 1908b

TIPP

Eine **Vorsorgevollmacht** ermöglicht, vorab zu regeln, welche Person in dem Fall, über eigene Angelegenheiten nicht mehr entscheiden zu können, diese Aufgabe übernehmen soll.
Eine Zusammenfassung mit Informationen zur Vorsorgevollmacht bietet eine Broschüre des Ministeriums der Justiz und für Verbraucherschutz: www.bmjv.de/SharedDocs/Publikationen/DE/Betreuungsrecht.pdf?__blob=publicationFile&v=34

- Zweiseitige, verbindliche Verträge zwischen gesetzlicher Interessenvertretung der Mitarbeitenden, z. B. in Form des Betriebsrats, und Arbeitgeber
- Der Begriff „Betriebsvereinbarung“ ist gesetzlich nicht definiert, taucht jedoch wiederholt im Betriebsverfassungsgesetz (BetrVG) auf
- Prinzipiell können alle Themen, bei denen der Betriebsrat ein erzwingbares **Mitbestimmungsrecht** (u. a. §§ 87, 94, 95, 112 BetrVG) hat, in Betriebsvereinbarungen geklärt werden
- Darüber hinaus gibt es freiwillige Betriebsvereinbarungen (§ 88 BetrVG):
  - Verhütung von Arbeitsunfällen und Gesundheitsschädigungen
  - Betrieblicher Umweltschutz
  - Errichtung von Sozialeinrichtungen (beschränkt auf Betrieb/Unternehmen/Konzern)
  - Förderung der Vermögensbildung
  - Integration ausländischer Arbeitnehmer
  - Bekämpfung von Rassismus und Fremdenfeindlichkeit
  - Eingliederung schwerbehinderter Menschen
- Nach TVöD-K können in Betriebsvereinbarungen näher ausgestaltet werden:
  - Qualifizierung von Mitarbeitenden (§ 5)
  - Leistungsbezogene Bezahlung (§ 18)
- **Durchführung** von Betriebsvereinbarungen (§ 77 BetrVG):
  - Pflicht des Arbeitgebers zur Durchführung von Betriebsvereinbarungen
  - Kein einseitiger Eingriff des Betriebsrats in Leitung des Betriebs
  - Betriebsvereinbarungen sind gemeinsam zu beschließen, schriftlich zu fixieren, beiderseits zu unterzeichnen, an geeigneter Stelle vom Arbeitgeber auszulegen

- Keine Regelung von Arbeitsentgelten oder -bedingungen, die üblicherweise im Tarifvertrag geregelt sind; Ausnahme: Tarifvertrag lässt Regelung zu
- Verzicht auf Rechte aus Betriebsvereinbarungen nur mit Zustimmung des Betriebsrats
- Kündigungsfrist von Betriebsvereinbarungen: 3 Monate
- Abgelaufene Betriebsvereinbarungen zu Angelegenheiten, die von der Einigungsstelle entschieden werden können, gelten weiter bis zum Ersatz durch eine neue Abmachung

• Spruch der Einigungsstelle kann Einigung von Arbeitgeber und Betriebsrat ersetzen (§ 76 BetrVG) und von einer oder beiden Seiten angerufen werden
• Betriebsrat hat über Durchführung von Betriebsvereinbarungen zu wachen (§ 80 BetrVG)

MERKE

Wurden zwischen Arbeitnehmer und Arbeitgeber Regelungen getroffen, die für den Arbeitnehmer günstiger sind als die Regelung in der thematisch passenden Betriebsvereinbarung, so gilt für den jeweiligen Arbeitnehmer die einzelvertragliche Regelung.

- Vollständigkeit der **Bewerbungsunterlagen** prüfen, i. d. R.:
  - Anschreiben
  - Lebenslauf
  - Zeugnisse
- **Formale Eignung** prüfen, z. B.:
  - Notwendige Grundqualifikation
  - Berufserfahrung
  - Ggf. notwendige Fort- oder Weiterbildungen (→ Kap. 16)
- **Vergleichbarkeit** schaffen:
  - Kernanforderungen an künftigen Angestellten vorab auflisten
  - Für jeden Bewerber beantworten, auf schriftlicher Basis und im Gespräch
  - Eignung der Bewerber anschließend vergleichen

Bewerbungsgespräch

- Kurzer Smalltalk zur Begrüßung und zur Schaffung einer guten Gesprächsatmosphäre
- Getränk anbieten (Aufregung kann zu trockenem Mund führen)
- Kurze Vorstellung der Teilnehmenden auf betrieblicher Seite
- Vorstellung des Bewerbers – auch mit Inhalten, die aus der Bewerbung bekannt sind
- Bei Bedarf Rückfragen stellen, z. B. zu Lücken im Lebenslauf
- Vorstellung der Einrichtung und Anforderungen an den Bewerber
- Rückfragen bei Bedarf beantworten
- Eignung des Bewerbers einschätzen
  - Konkret erlebte **Beispielsituation** zu einem für die Stelle relevanten Thema, z. B. Anleitung von Angehörigen, erfragen
  - Konkrete **Aufgabe** des Bewerbers in jener Situation schildern lassen
  - Konkrete **Handlung** des Bewerbers berichten lassen

- Konkreten **Ausgang** der Situation beschreiben lassen
- Wiederholung des Ablaufs für weitere stellenrelevante Themen

TIPP

Der vorgenannte Ablauf eignet sich, um Aussagen zur Kompetenz des Bewerbers anhand von Beispielen belegen zu lassen. Konkrete Namen von Personen aus dieser Situation sollten selbstverständlich ebenso wenig genannt werden wie betriebliche Interna oder anderweitig geschützte Daten. Ggf. ist der Bewerber darauf hinzuweisen.

- Umfang und Lage der Arbeitszeit, Gehalt, ggf. sonstige Leistungen des Arbeitgebers, ggf. Befristung besprechen
- Anliegen des Bewerbers besprechen
- Weiteres Vorgehen erläutern und vereinbaren, ggf. Hospitation anbieten

MERKE

Nimmt ein schwerbehinderter Bewerber am Bewerbungsverfahren teil, ist der Gleichstellungsbeauftragte zu allen Bewerbungsgesprächen einzuladen, um aus seiner Perspektive die Eignung des schwerbehinderten Bewerbers einzuschätzen bzw. diesen mit anderen Bewerbern vergleichen zu können.
Der Bewerber darf nicht aufgrund seiner Behinderung benachteiligt werden (§ 7 AGG). Weitere Informationen erteilt i. d. R. der Gleichstellungsbeauftragte oder die Personalabteilung.

TIPP

Rückfragen zu Formalitäten rund um das Bewerbungsgespräch kann die Personalabteilung beantworten.

Geeignet für:

- Problemlösungen
- Optimierungen/Arbeitserleichterungen von z. B. Versorgung der Pflegeempfänger, Zusammenarbeit, organisatorischen Abläufen
- Innovationen
- Neue Projekte (→ Kap. 30) und Vorgehensweisen
- Erfindungen

MERKE

Der größte Fehler beim Brainstorming besteht darin, Ideen zu begrenzen oder abzuschmettern (→ Abb. 10.1).

Vorgehen:

- Thema festlegen bzw. Ziel identifizieren
- Teilnehmerkreis festlegen und einladen
- Flipchart o. Ä. und Stifte besorgen
- Moderator/Dokumentar festlegen
- Thema wiederholen bzw. erläutern
- Regeln erklären (siehe unten)

Regeln eines effektiven Brainstormings:

- Jede Idee ist wichtig
- Die Masse an Ideen zählt
- Es werden keine Ideen abgeschmettert, mögen sie auch noch so verrückt oder undurchführbar erscheinen
- Kritik wird zurückgestellt
- Alle bleiben beim Thema
- Es spricht immer nur eine Person
- Eigene Ideen dürfen auf Ideen anderer aufbauen
- Alle Ideen werden notiert
- Es darf auch gezeichnet werden

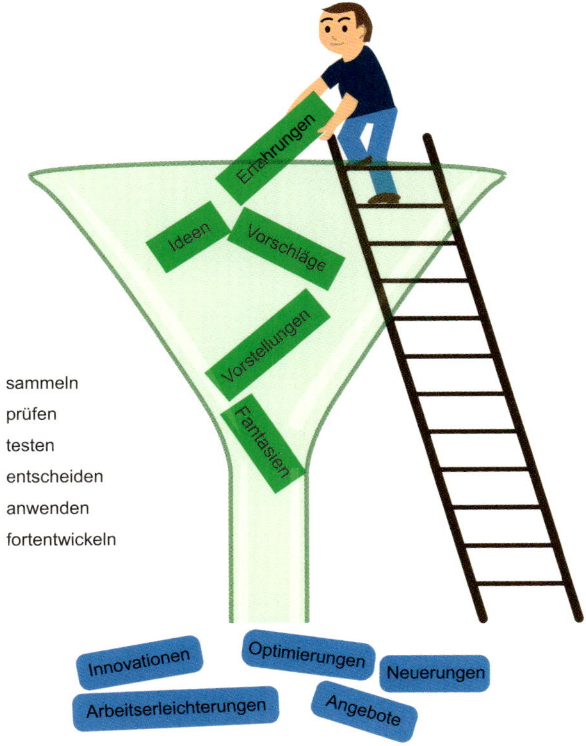

Abb. 10.1 Brainstorming-Trichter: viele Ideen, um aus dem Vollen zu schöpfen

Nach dem Brainstorming ist es sinnvoll, die Ideen in einer kleineren Gruppe

- zu sortieren,
- ggf. zu gruppieren und
- zu prüfen

Auch hier gilt: Ideen sollten nur sehr gut begründet abgelehnt werden. Dann sind verschiedene Ansätze zu testen und schließlich ist über einen oder mehrere Ansätze, die umgesetzt werden sollen, zu entscheiden. Später, wenn die Neuerung im Alltag umgesetzt wird, kann sich zeigen, dass es noch Optimierungspotenzial gibt. Diese weitere Optimierung kann entweder durch die Leitungsperson oder einen kleinen Personenkreis geschehen. Wird umfangreicher Optimierungsbedarf erkennbar, kann es sinnvoll sein, ein zweites Brainstorming anzuschließen.

TIPP

Das Rollenmodell nach Krogerus und Tschäppeler, auch Hutmodell genannt, ermöglicht, ein Problem gezielt aus verschiedenen Sichtweisen zu betrachten:

Krogerus M, Tschäppeler R. 50 Erfolgsmodelle. Zürich: Kein & Aber, 2017.

Englischsprachiger Buch-Tipp:

Kelley T. The Art of Innovation. New York: Random House, 2016.

- **Datenschutzgrundverordnung** (DSGVO):
  - EU-Verordnung, in Deutschland oberste Rechtsquelle für den Datenschutz
  - Nur Erfassung personenbezogener Daten
  - Grundsätze für die Verarbeitung personenbezogener Daten (Art. 5) sind vor allem:
    - Personenbezogene Daten dürfen nur dann verarbeitet werden, wenn es dafür eine Rechtsgrundlage gibt, z. B. Einwilligung oder Rechtsvorschrift
    - Die Datenverarbeitung muss einem vorab festgelegten Zweck dienen
  - Gesundheitsdaten unterliegen besonders strengen Datenschutzvorschriften (Art. 9). Erfasst sind alle „personenbezogene[n] Daten, die sich auf die körperliche oder geistige Gesundheit einer natürlichen Person, einschließlich der Erbringung von Gesundheitsdienstleistungen, beziehen und aus denen Informationen über deren Gesundheitszustand hervorgehen" (Art. 4 Nr. 15). Dazu zählen auch Anmeldedaten, Daten über erbrachte Leistungen, Nummern u. Ä. zur Identifikation; Informationen über Körperteile, genetische Informationen, Untersuchungen, Behandlungen, Zustand der Person – egal ob von einem Arzt, einem Angehörigen eines Gesundheitsberufs, einem Medizinprodukt oder im Labor generiert [1]
  - Betroffene haben etliche Rechte, z. B. Auskunftsrecht (Art. 15; auch § 34 BDSG), Recht auf Berichtigung (Art. 16) oder Löschung (Art. 17) sowie ein Recht auf Schadensersatz (Art. 82)
- **Bundesdatenschutzgesetz** (BDSG) konkretisiert Regeln der DSGVO
- Zugriff auf Daten nur für Personen, die die Daten für ihre Arbeit zwingend benötigen

- Weitergabe von Informationen, z. B. an Angehörige, weiterbetreuende Einrichtung, nur mit Einverständnis des Betroffenen; gilt auch für Auskunft an Medizinischen Dienst im Rahmen von Qualitätsprüfungen

MERKE

Für die betroffene Person kann eine Verletzung des Datenschutzes verheerende Folgen haben. Sie sollte daher umgehend dem Vorgesetzten sowie dem Datenschutzbeauftragten gemeldet werden. Diese müssen Datenpannen unverzüglich dokumentieren und Aufsichtsbehörden sowie betroffene Personen informieren (vgl. Art. 33, 34).

- **Schweigepflicht:**
  - Verletzung von Privatgeheimnissen kann mit Freiheitsstrafe bis 1 Jahr oder Geldstrafe belegt werden (§ 203 StGB)
  - Besteht nach Ende der Beschäftigung weiter
  - Betrifft auch Praktikanten, Schüler, Bewerber bei Hospitationen; Belehrung zur Schweigepflicht und Unterschrift der Kenntnisnahme notwendig
  - Arbeitnehmerdaten dürfen nur dann verarbeitet werden, wenn dies im Zusammenhang mit dem Beschäftigungsverhältnis erforderlich ist (§ 26 Abs. 1 S. 1 BDSG)
  - Um eine Straftat aufzuklären, sind zusätzliche Voraussetzungen notwendig (§ 26 Abs. 1 S. 2 BDSG), vor allem konkrete Anhaltspunkte für den Verdacht einer Straftat des Arbeitnehmers im Zusammenhang mit dem Arbeitsverhältnis

TIPP

Einen Übersichtsartikel zur Umsetzung der DSGVO in der Pflege bietet Böhme H. Neue Regeln für Datenschutz. Die Schwester Der Pfleger. 2018; 57(4): 80.

Delegation und Übernahme innerhalb der Pflege

Delegation

Übertragung von Aufgaben/Zuständigkeiten mit der entsprechenden Verantwortung.

- **Voraussetzung:** Übernehmende Person verfügt über notwendige Fähigkeiten und formale Eignung (→ Abb. 12.1)
- Delegierende Person trägt **Anordnungsverantwortung** (gehört zum Direktionsrecht, → Kap. 32): Einschätzung, ob übernehmende Person in der Lage und kompetent ist, die Aufgabe zu übernehmen
- Delegierte Aufgabe deutlich kommunizieren (schriftlich oder mündlich), begründen, Ziel nennen, Zeit vorgeben

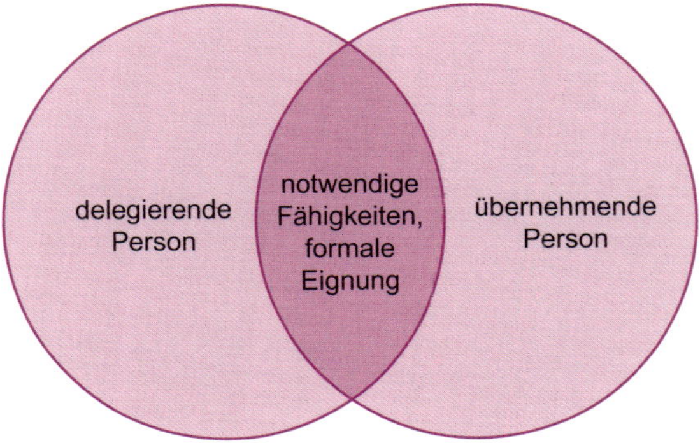

Abb. 12.1 Notwendige Fähigkeiten und formale Eignung als Voraussetzung für Delegation und Übernahme

- **Widerstände:** fehlende Bereitschaft, Aufgaben abzugeben, Angst, Verantwortung zu übergeben, Erfahrungsmangel, fehlendes Vertrauen, Kompetenzsteigerung der Mitarbeitenden unerwünscht
- **Förderliche Bedingungen:** professionelle Führungsauffassung, Selbstreflexion, Teamgeist, vorausschauende Personalentwicklung, umfassender Blick auf Qualität, kollegialer Führungsstil

MERKE

Vorbehaltene Tätigkeiten des PflBG (→ Kap. 25) können an Personen, die nicht als Pflegefachperson qualifiziert sind, nicht delegiert werden. Die PflAPrV sieht vor, dass angehende Pflegefachpersonen bis zur Abschlussprüfung erlernen, „ausgewählte Maßnahmen an Personen anderer Qualifikationsniveaus" zu delegieren und die Durchführungsqualität zu überwachen (Anlage 2, III, 1b).

6-R-Regel zur Delegation:

- Richtiger Mitarbeitender
- Richtige Qualifikation
- Richtiger Zeitpunkt
- Richtiger Ort
- Richtiger Patient
- Richtige Aufgabe

Übernahme

Annahme und Erledigung übertragener Aufgaben einschließlich zugehöriger Verantwortung.

- **Voraussetzung:** Verfügung über notwendige Fähigkeiten und formale Eignung (→ Abb. 12.1)
- Übernehmende Person trägt **Übernahmeverantwortung:** Verantwortung für fachgerechte Ausführung der übernommenen Tätigkeit

- **Übernahmeverschulden:** Übernahme einer Tätigkeit, ohne dafür geeignet bzw. qualifiziert zu sein
- **Widerstände:** Verantwortung meiden, Überforderung/Angst, unzureichendes Informiertsein, fehlende Erfahrung/Kompetenz, belastete Beziehung zur delegierenden Person
- **Förderliche Bedingungen:** Bereitschaft zur Verantwortungsübernahme und Entwicklung eigener Kompetenzen und Aufgabengebiete, vertrauensvolle Beziehung zur delegierenden Person

Weisung (→ Kap. 32)
Haftung (→ Kap. 19)

TIPP

Ausführliche Darstellung des Themas in: Freund J. Delegieren. In: Freund J, Overlander G (Hrsg.). Pflegemanagement Heute. 3. A. München: Elsevier, 2020. S. 310–314.

Delegation und Übernahme von Ärzten an Pflegende

- Ordnet der Arzt eine Maßnahme nicht fachgerecht an, ist dies von der Pflegefachperson einzufordern
- Führt die Pflegefachperson eine Maßnahme wider besseres Wissen durch, haftet sie auch dann, wenn die Maßnahme angeordnet war [3]
- **Korrektes Vorgehen:** Angezweifelte Maßnahme ablehnen (Remonstrationsrecht), Arzt informieren, ggf. schriftliche Anordnung einfordern
- Welche Leistungen dem Arzt vorbehalten sind, ist nur in Einzelfällen ausdrücklich geklärt [4]

- Auch Arbeitsanweisung genannt
- Fällt unter das Direktionsrecht (→ Kap. 32)
- Für Arbeitnehmer verbindlich
- Ordnet an, wie Aufgaben zu erledigen oder zu organisieren sind, z. B.:
  - Zeit
  - Ort, z. B. konkretes Zimmer, nicht aber gänzlich andere Örtlichkeit
  - Art und Weise der Aufgabenerfüllung
  - Verhalten
- Darf gesetzliche Regelungen nicht einschränken/ändern
- Darf den Arbeitsvertrag nicht ändern
- Kann mündlich oder schriftlich erfolgen

TIPP

Eine schriftliche Ausfertigung wird zwecks Beweisbarkeit der Dienstanweisung empfohlen. Zudem kann die Dienstanweisung einsehbar für alle Betroffenen ausgelegt werden, z. B. in einem Ordner.

- Unterschrift des Arbeitnehmers über Kenntnisnahme einholen
- Verweigerung der Unterschrift kann Abmahnung/Kündigung (→ Kap. 21) zur Folge haben
- Ist die Ordnung des Betriebs betroffen, z. B. bei Änderung der Schichtzeiten, ist der Betriebsrat einzubeziehen

Leitende Pflegefachpersonen werden dafür
- eingestellt,
- bezahlt und
- von ihnen wird erwartet,

dass sie in ihrem Verantwortungsbereich Entscheidungen treffen.
Um eine Entscheidung treffen zu können, braucht eine leitende Pflegefachperson
- Wissen und
- eine Meinung

Wissen kann sich die leitende Pflegefachperson aneignen durch:
- Fachliteratur, z. B.:
  - Zeitschriften
  - Bücher
  - Onlinetexte
- Veranstaltungen, z. B.:
  - Inner- und außerbetriebliche Fort- und Weiterbildungen (→ Kap. 16)
  - Kongresse
  - Konferenzen
  - Vorträge
- Mitgliedschaften, z. B. in:
  - (Berufs-)Verbänden
  - Gesellschaften
  - Arbeitskreisen
- Elektronische Medien, z. B.:
  - TV- und Radiosendungen
  - Podcasts
  - Streamingangebote
- Konsultation von Experten

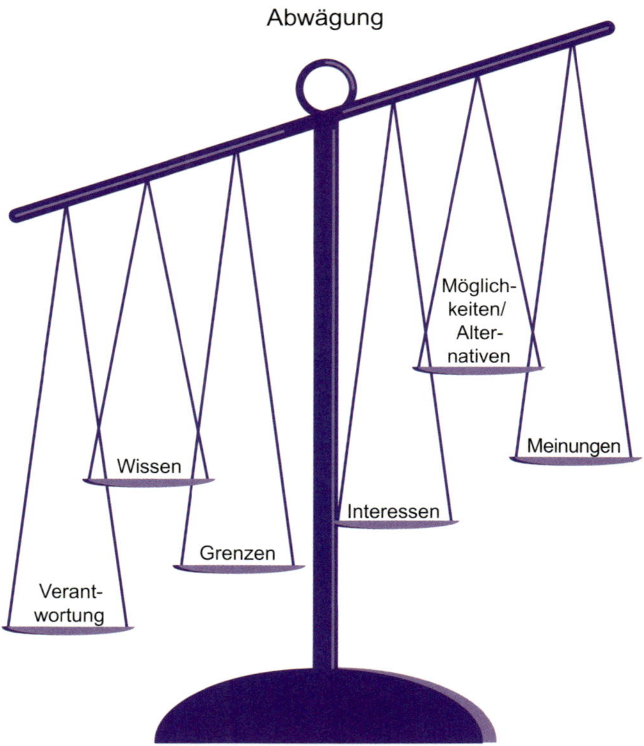

Abb. 14.1 Verschiedene Faktoren beeinflussen Entscheidungen unterschiedlich stark

Ihre **Meinung** bildet sich die leitende Pflegefachperson, indem sie

- ihr Wissen bewertet,
- Anforderungen wie Budget und gesetzliche Vorgaben einbezieht,
- die aktuelle Entscheidungssituation mit früheren Situationen und deren Resultat vergleicht,
- die Folgen einer Entscheidung perspektivisch einschätzt,
- andere Personen nach deren Einschätzung befragt,
- Pro- und Kontra-Argumente abwägt (→ Abb. 14.1)

TIPP

Ihr Wissen, ihre Meinung und ihre Perspektive kann eine leitende Pflegefachperson sehr leicht erweitern, indem sie neue Mitarbeitende gezielt um deren – noch frischen – Blick von außen bittet.

- Im Idealfall fordert sie die Person innerhalb der ersten 3 Arbeitstage auf, „die Augen offen zu halten"
- Nach ca. 3–4 Wochen **und** nach 3–4 Monaten bittet die leitende Pflegefachperson den Mitarbeitenden zu einem Gespräch zu Punkten, die dem Mitarbeitenden als „seltsam", „ungewöhnlich" oder „umständlich" aufgefallen sind. Bei Bedarf sichert sie Vertraulichkeit zu
- Im Anschluss reflektiert die leitende Pflegefachperson, ob der geschilderte Umstand zu ändern/optimieren ist

Expertenstandards nach § 113a SGB XI

- Konkretisieren allgemein anerkannten Stand medizinisch-pflegerischen Wissens
- Anwendung der nach § 113a erstellten Expertenstandards ist Voraussetzung für einen Versorgungsvertrag (§ 72 SGB XI)
- Verantwortung für Entwicklung und Aktualisierung der Expertenstandards: Vertragsparteien nach § 113: Spitzenverband Bund der Pflegekassen, Bundesarbeitsgemeinschaft der überörtlichen Träger der Sozialhilfe, kommunale Spitzenverbände (Bundesebene), Vereinigungen der Träger der Pflegeeinrichtungen (Bundesebene). Unter Beteiligung von Medizinischem Dienst Bund, Verband der privaten Krankenversicherung, Verbänden der Pflegeberufe (Bundesebene), maßgeblichen Organisationen für die Wahrnehmung der Interessen und der Selbsthilfe der pflegebedürftigen und behinderten Menschen, Sachverständigen
- Bisher nach § 113a entwickelter Expertenstandard: Erhaltung und Förderung der Mobilität
  - Zielgruppe: pflegebedürftige erwachsene Menschen in der ambulanten, teilstationären und stationären Langzeitpflege
  - 2014 an den GVK-Spitzenverband übergeben
  - Aktualisierung in 2020 abgeschlossen
  - Bis Sommer 2021 nicht im Bundesanzeiger veröffentlicht
  - Nach Veröffentlichung im Bundesanzeiger verbindlich für Pflegekassen, deren Verbände und zugelassene Pflegeeinrichtungen

Nationale Expertenstandards des DNQP (→ Tab. 15.1)

- **Erstellung:**
  - Erarbeitung in einer Expertenarbeitsgruppe auf Basis wissenschaftlicher Erkenntnisse
  - Konsentierung im Rahmen einer Konferenz mit der Fachöffentlichkeit
  - Erprobung in der Praxis
  - Finale Veröffentlichung
  - Nach mehreren Jahren Aktualisierung

Titel	Zielgruppen (betroffene Personen)	Aktualisierung (Jahr)
Dekubitusprophylaxe in der Pflege [8]	Menschen aller Altersgruppen in der ambulanten Pflege, stationären Altenhilfe, stationären Gesundheitsversorgung	2. Aktualisierung (2017)
Entlassungsmanagement in der Pflege [9]	Menschen aller Altersgruppen im Krankenhaus, in der Kurzzeitpflege, in Fach- und Rehakliniken mit poststationärem Pflege- und Versorgungsbedarf	2. Aktualisierung (2019)
Schmerzmanagement in der Pflege [13]	Menschen mit akuten, chronischen und erwarteten Schmerzen, alle pflegerischen Settings	Zusammenführung bisheriger Standards zu akuten bzw. chronischen Schmerzen (2020)
Sturzprophylaxe in der Pflege [14]	Menschen aller Altersgruppen in pflegerischer Betreuung	1. Aktualisierung (2013)

Tab. 15.1 Vom DNQP in Eigenregie entwickelte Expertenstandards

Titel	Zielgruppen (betroffene Personen)	Aktualisierung (Jahr)
Förderung der Harnkontinenz in der Pflege [11]	Erwachsene in der ambulanten Pflege, Altenhilfe und stationären Gesundheitsversorgung; darüber hinausgehende Beratungssettings	1. Aktualisierung (2014)
Pflege von Menschen mit chronischen Wunden [12]	Erwachsene mit Dekubitus, diabetischem Fußulkus, gefäßbedingtem Ulcus cruris[1]	1. Aktualisierung (2015)
Ernährungsmanagement zur Sicherung und Förderung der oralen Ernährung in der Pflege [10]	Erwachsene mit Pflegebedarf, die ganz oder teilweise orale Nahrung/Flüssigkeit aufnehmen können und keine ernährungsbezogene Erkrankung aufweisen	1. Aktualisierung (2017)
Förderung der physiologischen Geburt [15]	Geburten in geburtshilflichen Abteilungen	(2014)
Beziehungsgestaltung in der Pflege von Menschen mit Demenz [7]	Menschen mit diagnostizierter Demenz, mit Symptomen einer Demenz am Beginn des Pflegeauftrags[2]	(2019)
Förderung der Mundgesundheit in der Pflege [6]	Menschen aller Altersgruppen mit pflegerischem Unterstützungsbedarf bei der Mundpflege bei professioneller pflegerischer Betreuung	(2021)

[1] Einzelne Aspekte können ggf. auf andere chronische Wunden und Kinder angewandt werden.

[2] Herausforderndes Verhalten, Palliativversorgung, Menschen mit frontotemporaler Demenz stehen nicht im Vordergrund.

Tab. 15.1 Vom DNQP in Eigenregie entwickelte Expertenstandards *(Forts.)*

- **Auditinstrumente:**
  - Jeweils thematisch passend zu den einzelnen Standards
  - Zur Bewertung der Praxiserprobung
  - Zur Überprüfung der eigenen späteren Umsetzung
- Ausrichtung am Pflegeprozess
- Beschreibung von Qualitätsniveaus in der Pflege

TIPP

Die Expertenstandards des DNQP (→ Tab. 15.1) können bezogen werden über: www.dnqp.de

Abgrenzung von Expertenstandards und Leitlinien

- Leitlinien bisher vor allem für Ärzte entwickelt, inzwischen teilweise auch andere Berufsgruppen einbezogen
- Meist auf eine Erkrankung oder Behandlung ausgerichtet

TIPP

Übersichtsartikel zur Abgrenzung von Leitlinien und Expertenstandards: Lücke S. Leitlinien sind auch für die Pflege sehr wertvoll. Interview. Die Schwester Der Pfleger. 2020; 59(9): 10–14.

- **Pflegeberufegesetz:** [...] „fortlaufende persönliche und fachliche Weiterbildung als notwendig" erkennen ist Ausbildungsziel (§ 5)
- **Ausbildungs- und Prüfungsverordnung:** Bereits in der Zwischenprüfung hat der Auszubildende nachzuweisen, dass er lebenslanges Lernen „als ein Element der persönlichen und beruflichen Weiterentwicklung" bewertet (Anlage 1, V, 2.a)

Fort- und Weiterbildungsplanung

- **Allgemeiner (vorgegebener) Bedarf:** Welche Qualifikationen werden gebraucht, z. B. Praxisanleitende, Hygienebeauftragte, Pflegefachpersonen mit einer bestimmten Fachweiterbildung?
- **Vorhandene Qualifikationen:** Welche Qualifikationen sind vorhanden, werden ggf. nicht genutzt?
- **Persönliche Eignung:** Haben einzelne Mitarbeitende an bestimmten Themen ein besonderes Interesse?
- **Persönlicher Bedarf:** Welche Kompetenzen sollten ausgebaut werden?

TIPP

- Das jährliche Mitarbeitergespräch bietet eine ideale Möglichkeit, in einem ruhigen Rahmen über die Fort- und Weiterbildung des konkreten Mitarbeitenden zu sprechen
- Erstellt die leitende Pflegefachperson in diesem Zusammenhang eine Übersicht über die vorhandenen Fort- und Weiterbildungen der Mitarbeitenden, erhält sie eine Matrix, anhand der sie vorhandene Qualifikationen dem Qualifikationsbedarf gegenüberstellen kann

- **Zeitliche Planung:** Wann ist eine Teilnahme für wie viele Pflegefachpersonen möglich – unter Berücksichtigung der Gruppengröße, aber auch der Versorgungssituation auf der Station?

- **Veranstaltungsform:** Welche Formate werden angeboten, z. B. Präsenzveranstaltung vor Ort, außerhalb der Einrichtung oder Online-Fortbildung?
- **Budgetplanung:** Welche Vorgaben macht die nächsthöhere Leitungsebene oder die Personalabteilung?
- **Innerbetriebliche Regelungen:** Was ist zu berücksichtigen, z. B. bezüglich der Anzahl von Fortbildungstagen?
- **Bewerber:** Ist dieser bereit und in der Lage (private Organisation?) bestimmte Fort- und Weiterbildungen zu absolvieren? Welche Fort- und Weiterbildungen bringt er mit?

MERKE

In 2023 wird es die ersten Pflegefachfrauen und -männer geben, die nach dem Pflegeberufegesetz generalistisch ausgebildet wurden. Aufgabe des Pflegemanagements, angefangen bei den Stationsleitungen, wird sein,

- die Eignung der examinierten Pflegefachpersonen zu beurteilen,
- den Fort- und Weiterbildungsbedarf zu erkennen,
- Fort- und Weiterbildungsteilnahmen in die Wege zu leiten und
- berufspolitisch dafür einzutreten, die Bildung in der Pflege weiterzuentwickeln und auf den Bedarf in der Praxis zuzuschneiden.

- Über einschlägige Pflichtfortbildungen, z. B. Brandschutz und Erste Hilfe, informiert die Personalabteilung.
- Personen, die turnusgemäß an Pflichtfortbildungen teilnehmen müssen, sollten entsprechend im Dienstplan eingeteilt werden
- Laut TVöD-K wirken sich abgeschlossene Fachweiterbildungen auf die Entgeltgruppe aus [16]

MERKE

Umgangssprachlich oft Überlastungsanzeige genannt; zu erstellen bei objektiven Gefahrensituationen, z. B. aufgrund von Personalmangel oder fehlender Schutzvorrichtung, die dem Arbeitgeber anzuzeigen sind, um Gefahren abzuwenden.

Rechtsgrundlagen

- ArbSchG: Pflicht des Arbeitnehmers, für seine „Sicherheit und Gesundheit bei der Arbeit Sorge zu tragen" und für die Personen, die von seinen „Handlungen oder Unterlassungen bei der Arbeit betroffen sind" (§ 15). Arbeitnehmer haben eine „festgestellte unmittelbare erhebliche Gefahr für die Sicherheit und Gesundheit sowie jeden an den Schutzsystemen festgestellten Defekt" (§ 16) dem Arbeitgeber oder dem Vorgesetzten und der Fachkraft für Arbeitssicherheit, dem Betriebsarzt oder dem Sicherheitsbeauftragten zu melden
- Arbeitsvertrag
- StGB: § 13 (Begehen durch Unterlassen)
- BGB: § 611a (Arbeitsvertrag), § 242 (Leistung nach Treu und Glauben)

Anzeigende Person

- Trotz Gefährdungsanzeige besteht Mithaftung
- Arbeit ist auch bei Gefährdungsanzeige nach bestem Wissen und Möglichkeiten zu erledigen
- Anzeige schriftlich einreichen, Kopie behalten
- Bei dauerhaft bleibender Gefahrenlage Anzeige wiederholen

Vorgesetzter

- Gefährdungslage prüfen, einschätzen, Maßnahmen zum Abwenden der Gefahr ergreifen
- Anzeige aufbewahren

Die folgende Auflistung hat keinen Anspruch auf Vollständigkeit und gibt keine Auskunft über die Rechtsform der aufgelisteten Einrichtungen.

- Arbeitsgemeinschaft der Wissenschaftlichen Medizinischen Fachgesellschaften (AWMF): www.awmf.org
- Berufsgenossenschaft für Gesundheitsdienst und Wohlfahrtspflege (BGW): www.bgw-online.de
- Bundesanstalt für Arbeitsschutz und Arbeitsmedizin: www.baua.de
- Bundespflegekammer (→ Kap. 26): www.bundespflegekammer.de
- Bundesverband Pflegemanagement: www.bv-pflegemanagement.de
- Bundeszentrale für gesundheitliche Aufklärung (BZgA): www.bzga.de
- Deutsche Gesellschaft für Pflegewissenschaft (DGP): www.dg-pflegewissenschaft.de
- Deutsche gesetzliche Unfallversicherung: www.dguv.de
- Deutsche Krankenhausgesellschaft (DKG): www.dkgev.de
- Deutscher Pflegerat: www.deutscher-pflegerat.de
- Deutsches Netzwerk für Qualitätsentwicklung in der Pflege (DNQP): www.dnqp.de
- Gemeinsamer Bundesausschuss (G-BA): www.g-ba.de
- GKV-Spitzenverband: www.gkv-spitzenverband.de
- Institut für das Entgeltsystem im Krankenhaus (InEK): www.g-drg.de
- Kuratorium Deutsche Altershilfe (KDA): www.kda.de
- Medizinischer Dienst des Spitzenverbandes Bund der Krankenkassen (MDS): www.mds-ev.de
- Vereinigung der kommunalen Arbeitgeber (VKA): www.vka.de

Vertragliche Haftung

- Obliegt dem Träger der Einrichtung, der den Pflege- oder Wohn- und Betreuungsvertrag geschlossen hat
- Relevant bei Verletzung der vertraglich vereinbarten Leistung (§ 280 Abs. 1 BGB)
- Beinhaltet u. a.:
  - Organisation der Arbeit
  - Sorgfältige Auswahl der Mitarbeitenden in passender Qualifikation und deren Anleitung/Einarbeitung, Überwachung
  - Konkrete personelle Besetzung, z. B. von Schichten
  - Eintreten für Verschulden der Mitarbeitenden (§ 278 BGB)

MERKE

Von **Organisationsverschulden** wird gesprochen, wenn der Organisator, i. d. R. der Träger, seiner Pflicht nicht nachgekommen ist, die Voraussetzungen dafür zu schaffen, den Vertrag zu erfüllen.

- Dies gilt insbesondere für personelle, organisatorische, bauliche und technische Gegebenheiten.
- Grundlagen zur Bewertung bilden verschiedene Gesetze, z. B. Medizinprodukterecht-Durchführungsgesetz, Arbeitsschutzgesetz.

Deliktische Haftung

- „Wer vorsätzlich oder fahrlässig das Leben, den Körper, die Gesundheit, die Freiheit, das Eigentum oder ein sonstiges Recht eines anderen widerrechtlich verletzt, ist dem anderen zum Ersatz des daraus entstehenden Schadens verpflichtet" (§ 823 BGB Schadensersatzpflicht)
- Haftung des Arbeitgebers und von Vorgesetzten für Pflichtverletzungen der Mitarbeitenden regelt § 831 BGB

- Haftung bei Verletzung der **Aufsichtspflicht** gegenüber Pflegebedürftigen regelt § 823 Abs. 1 BGB
- Beschäftigte haften bei rechtswidrigem Verhalten und Verschulden
  - Voraussetzung für Verschulden: Vorsatz oder Fahrlässigkeit
  - Handlung muss Ursache der Rechtsgutverletzung (z. B. Körperverletzung) und diese wiederum Ursache des Schadens (z. B. Behandlungskosten) sein

MERKE
Weisen Träger oder Vorgesetzte nach, dass sie einen Mitarbeitenden sorgfältig ausgewählt, überwacht und angeleitet haben, können sie von der deliktischen Haftung befreit sein.

- **Pflegefehler:** Beurteilung anhand des aktuellen Erkenntnisstands der Wissenschaft [2]

MERKE
Auch Unterlassung kann ein Pflegefehler sein.
Voraussetzung: Es bestand eine Pflicht zum Handeln.

Vorsatz und Fahrlässigkeit

- **Vorsatz:** Der Handelnde weiß von Tatumständen und Auswirkungen und will, dass diese eintreten
- **Fahrlässigkeit** (§ 276 BGB): Fahrlässig handelt, wer die erforderliche Sorgfalt außer Acht lässt.
  - Grob: Sorgfaltspflicht besonders schwer verletzt, Schaden in Kauf genommen; durchführende Person haftet
  - Mittel: Entscheidung im Einzelfall nach individuellen Umständen; durchführende Person und Arbeitgeber haften je nach ihrem anteiligen Beitrag (Quotenhaftung)

- Leicht: Sorgfaltspflicht sehr gering verletzt, Arbeitgeber haftet [2]

MERKE

Haftung im TVöD-K: für Beschäftigte begrenzt auf Vorsatz und grobe Fahrlässigkeit (§ 3 Abs. 6).
Zur Klärung von Haftungsfragen kann der Dienstplan herangezogen werden, z. B. zur Prüfung der Schichtbesetzung.

Strafrechtliche Haftung

Wer ein Strafgesetz verletzt, der haftet auch strafrechtlich. Beispiele:

- **Fahrlässige Tötung:** Freiheitsstrafe bis zu 5 Jahre oder Geldstrafe (§ 222 StGB)
- **Fahrlässige Körperverletzung:** Freiheitsstrafe bis zu 3 Jahre oder Geldstrafe (§ 229 StGB; vgl. → Kap. 20)

- Ahndung von körperlicher Misshandlung, Schädigung der Gesundheit und auch deren Versuch je nach Schwere mit bis zu 10 Jahren Freiheitsstrafe (§ 223 f., 226 ff. StGB)
- Ahndung von Misshandlung Schutzbefohlener, z. B. Minderjähriger, kranker oder gebrechlicher Personen, auch durch Vernachlässigung und auch deren Versuch mit bis zu 10 Jahren Freiheitsstrafe (§ 225 StGB)
- Körperverletzung durch Unterlassen: z. B. fehlende Verabreichung eines angeordneten Schmerzmedikaments
- Körperverletzung gegen den Willen, z. B. Verabreichung von Sondenkost ohne Einverständnis des Pflegeempfängers
- **Einwilligung** nach § 228 StGB: „Wer eine Körperverletzung mit Einwilligung der verletzten Person vornimmt, handelt nur dann rechtswidrig, wenn die Tat trotz der Einwilligung gegen die guten Sitten verstößt."
  - Einwilligung notwendig, um verschiedene pflegerische Maßnahmen gegen die körperliche Unversehrtheit durchzuführen, z. B. Injektionen, Kürzen von Nägeln oder Haaren
  - Voraussetzung der Einwilligung: Maßnahme notwendig, fachgerechte Durchführung, vorherige Aufklärung (§ 630d BGB)
  - Medizinische Maßnahmen erfordern ebenfalls eine Einwilligung, z. B. Einbringen von Untersuchungsgeräten, Eröffnung des Körpers, z. B. im Rahmen einer OP
- Einwilligung setzt Einwilligungsfähigkeit voraus: „Einsichts- und Urteilsfähigkeit [...] im Hinblick auf die Bedeutung und Tragweite des [...] Eingriffs" [16]
- Einwilligungsfähigkeit beurteilen durch Arzt und im Einzelfall
- Maßnahme bei fehlendem Einverständnis gilt als Körperverletzung [17], auch Weiterbehandlung gegen den Willen

MERKE

Eine unaufschiebbare Maßnahme darf, wenn die Einwilligung nicht rechtzeitig eingeholt werden kann, „ohne Einwilligung durchgeführt werden, wenn sie dem mutmaßlichen Willen des Patienten entspricht" (§ 630d BGB).
Eine Einwilligung kann jederzeit zurückgezogen werden, eine Begründung ist nicht notwendig (§ 630d BGB).

- Fahrlässigkeit (→ Kap. 19)
- Patientenverfügung (→ Kap. 23)
- Der Rahmenlehrplan für die generalistische Ausbildung beschreibt die Notfalleinwilligung als Inhalt der curricularen Einheit 06

Pflege umfasst vielfach auch einen Prozess der Aushandlung. Maßnahmen, die der zu pflegende Mensch gestern als notwendig erachtete, kann er heute ablehnen. Nicht jede Einwilligung, z. B. in das Kürzen der Nägel, ist schriftlich zu dokumentieren. Immer aber sollte der betroffene Pflegeempfänger zuvor informiert und sein Einverständnis eingeholt werden.

Immer schriftlich notwendig, elektronische Kündigung unzulässig (§ 623 BGB).

Ordentliche Kündigung

- **Personenbedingt,** zutreffend bei:
  - Negativer Prognose künftiger Eignung
  - Erheblicher Beeinträchtigung der Arbeitgeberinteressen
  - Fehlender Möglichkeit der Weiterbeschäftigung und Interessenabwägung zugunsten des Arbeitgebers
- **Verhaltensbedingt,** zutreffend z. B. bei:
  - Mangelhafter Arbeitsleistung
  - Straftat des Arbeitnehmers
- **Betriebsbedingt,** bei dringenden betrieblichen Erfordernissen, z. B. bei:
  - Auftragsmangel
  - Rationalisierungsmaßnahmen
- Ohne Grund (→ Abb. 21.1) ist die Kündigung ungerechtfertigt (§ 1 KSchG)
- Einspruch beim Betriebsrat innerhalb 1 Woche möglich (§ 3 KSchG)
- Einziges wirksames Mittel gegen Kündigung: Kündigungsschutzklage innerhalb von 3 Wochen (§ 4 KSchG). Ist diese Frist verstrichen, wird die Kündigung grundsätzlich rechtswirksam
- Unter bestimmten Voraussetzungen ist eine Abfindung möglich

Außerordentliche Kündigung

Fristlose Kündigung aus wichtigem Grund, z. B. Arbeitsverweigerung, Straftat

- Kündigung muss innerhalb von 2 Wochen nach Kenntnisnahme des wichtigen Grunds erfolgen
- Kündigender kann Schadensersatz verlangen (§ 628 Abs. 2 BGB)

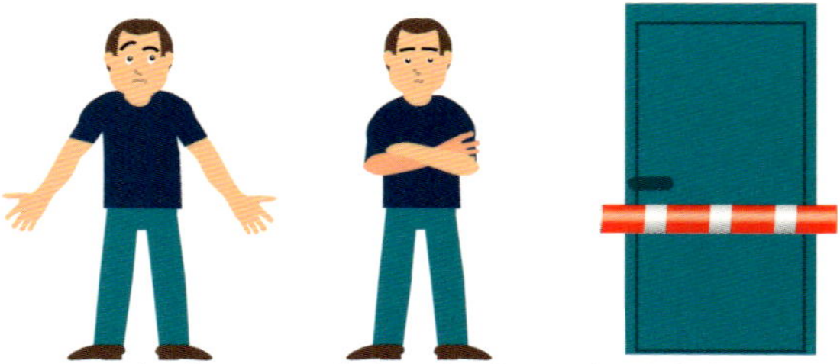

Abb. 21.1 Gründe einer ordentlichen Kündigung

Weitere Kündigungsumstände

- In der **Ausbildung** (§ 22 PflBG):
  - Während Probezeit beiderseits jederzeit möglich
  - Nach Probezeit: beiderseits ohne Frist bei wichtigem Grund, wenn dieser < 14 Tage bekannt
  - Nach Probezeit vom Auszubildenden mit Frist von 4 Wochen
  - Bei Kündigung durch den Träger der praktischen Ausbildung muss sich dieser mit der Pflegeschule abstimmen
- Kündigungsschutz während **Schwangerschaft** und bis mindestens 4 Monate nach Geburt (§ 17 MuSchG)
- Kündigung eines **schwerbehinderten Arbeitnehmers** erfordert Einbeziehen der Schwerbehindertenvertretung (§ 178 SGB IX)

Kündigungen im TVöD-K

- Regelungen für befristete Arbeitsverträge in § 30
- Kündigungsfristen:
  - Bis Ende des 6. Monats nach Arbeitsbeginn 2 Wochen zum Monatsende, anschließend 1 Monat zum Monatsende
  - > 1 Jahr: 6 Wochen zum Quartalsende
  - ≥ 5 Jahre: 3 Monate zum Quartalsende
  - ≥ 8 Jahre: 4 Monate zum Quartalsende
  - ≥ 10 Jahre: 5 Monate zum Quartalsende
  - ≥ 12 Jahre: 6 Monate zum Quartalsende
  - Beschäftigte über 40 Jahre im Tarifgebiet West nach Beschäftigung von > 15 Jahren nur aus wichtigem Grund kündbar

Kündigungsfristen nach § 622 BGB

- 4 Wochen zum 15. des Monats oder Monatsende beiderseits möglich
- Durch Arbeitgeber je nach Betriebszugehörigkeit:
  - ≥ 2 Jahre: 1 Monat zum Monatsende
  - ≥ 5 Jahre: 2 Monate zum Monatsende
  - ≥ 8 Jahre: 3 Monate zum Monatsende
  - ≥ 10 Jahre: 4 Monate zum Monatsende
  - ≥ 12 Jahre: 5 Monate zum Monatsende
  - ≥ 15 Jahre: 6 Monate zum Monatsende
  - ≥ 20 Jahre: 7 Monate zum Monatsende
- Während Probezeit (max. 6 Monate): 2 Wochen
- Abweichungen möglich:
  - Durch Tarifvertrag
  - Bei Anstellung als Aushilfe ≤ 3 Monate
  - Bei ≤ 20 Arbeitnehmern (ohne Auszubildende), wenn Frist mind. 4 Wochen

Umfassen die **Grundrechte** aller Menschen.

Darüber hinaus nach dem Gesetz zur Verbesserung der Rechte von Patientinnen und Patienten (PatRechteG), einem Artikelgesetz, u. a.

- Leistungspflicht des Behandelnden nach dem Behandlungsvertrag und den „allgemein anerkannten fachlichen Standards" (§ 630a BGB)
- Pflicht zum Zusammenwirken von Behandler und Patient (§ 630c BGB)
- Erläuterung der Behandlung in verständlicher Weise (§ 630c BGB)
- Schriftliche Information über selbst zu tragende Kosten (§ 630c BGB)
- Einwilligungsbedarf (→ Kap. 20)
- Aufklärungspflicht (§ 630e BGB):
  - Mündlich, verständlich
  - Mit Gelegenheit, die Entscheidung zu überdenken
  - Aushändigung von Abschriften unterzeichneter Unterlagen
- Dokumentation der Behandlungen; Korrekturen nur, wenn ursprüngliche Fassung erkennbar bleibt (§ 630 f. BGB)
- Recht zur Einsichtnahme in die und Abschriften von der Patientenakte (§ 630 g BGB)
- Beweislast bei Behandlungs- und Aufklärungsfehlern beim Behandler (§ 630h BGB)
- Krankenkasse: Entscheidung über Anträge innerhalb von 3 Wochen, bei gutachterlicher Stellungnahme 5 Wochen (§ 13 SGB V)
- Pflicht zum patientenorientierten Beschwerdemanagement (→ Kap. 5) im Krankenhaus (§ 135a SGB V)
- Risikomanagement- und Fehlermeldesysteme in Krankenhäusern (§ 136a SGB V)
- Mitberatungsrecht von Interessenvertretungen der Patientinnen und Patienten (§ 140 f. SGB V)

- Rechtsgrundlage: § 1901a BGB
- Form:
  - Schriftlich
  - Unterschrift des Betroffenen oder eines Notars (§ 126 BGB)
  - Persönliche Wertvorstellungen als Auslegungshilfe
- Gültigkeit:
  - Volljährigkeit erforderlich
  - Gültig bis Widerruf
  - Widerruf jederzeit möglich
  - Regelmäßige Überprüfung, ggf. Aktualisierung empfohlen
- Pauschale Ablehnung lebensverlängernder Maßnahmen: unwirksam
- Möglichst konkrete Beschreibung notwendig, keine allgemeinen Formulierungen
- Festlegung notwendig:
  - Wann/In welchen Situationen bzw. bei welchen Merkmalen die Patientenverfügung gelten soll
  - Welche Behandlung gewünscht wird

MERKE

Für verschiedene Situationen können verschiedene Vorgehensweisen/ Behandlungen gewünscht werden.
Bei Aufnahme in ein Krankenhaus, eine Pflegeeinrichtung oder bei sonstiger pflegerischer Betreuung sollte die Patientenverfügung bekannt sein.

- Unabdingbar: konkrete Entscheidungen bezüglich bestimmten, noch nicht „unmittelbar bevorstehende[n] ärztliche[n] Maßnahmen“ [5]

- Patientenverfügung überwiegt Entscheidung des Betreuers/Bevollmächtigten (vgl. § 630d BGB)
- Entscheidung durch Betreuer/Bevollmächtigten, wenn Bestimmungen in Patientenverfügung nicht auf Situation/Gegebenheiten zutreffen; mutmaßlicher Wille des Betroffenen ist zu ermitteln
- Gespräch zur Feststellung des Patientenwillens (§ 1901b BGB):
  - Teilnehmende: Arzt, Betreuer/Bevollmächtigter
  - Gelegenheit zur Äußerung: Angehörige, Vertrauenspersonen – sofern ohne Zeitverzug möglich
- Rechtliche Betreuung (→ Kap. 7)

TIPP

Eine Zusammenfassung aus Verbrauchersicht und Textbausteine bietet eine Broschüre des Ministeriums der Justiz und für Verbraucherschutz: www.bmjv.de/SharedDocs/Publikationen/DE/Patientenverfuegung.pdf?__blob=publicationFile&v=39

- Der Rahmenlehrplan für die generalistische Ausbildung beschreibt die Patientenverfügung als Inhalt der curricularen Einheit 06
- Es bietet sich an, Patientenverfügungen innerhalb der Einrichtung jeweils an einem bestimmten, festgelegten Ort in der Patientendokumentation aufzubewahren, um sie im Bedarfsfall schnell zu finden

- Rechtsgrundlage: SGB XI
- Als **pflegebedürftig** gelten nach § 14 Personen, „die gesundheitlich bedingte Beeinträchtigungen der Selbständigkeit oder der Fähigkeiten aufweisen und deshalb der Hilfe durch andere bedürfen"
- Als weitere Voraussetzung gilt, dass die Person „körperliche, kognitive oder psychische Beeinträchtigungen oder gesundheitlich bedingte Belastungen oder Anforderungen nicht selbständig kompensieren oder bewältigen" kann (§ 14)
- „Die Pflegebedürftigkeit muss auf Dauer, voraussichtlich für mindestens sechs Monate, und mit mindestens der in § 15 festgelegten Schwere bestehen" (§ 14)
- Konkretisierung der **Bereiche der Beeinträchtigungen** in § 14:
  - Mobilität
  - Kognitive und kommunikative Fähigkeiten
  - Verhaltensweisen und psychische Problemlagen
  - Selbstversorgung
  - Bewältigung von und selbstständiger Umgang mit krankheits- oder therapiebedingten Anforderungen und Belastungen
  - Gestaltung des Alltagslebens und soziale Kontakte

MERKE

SGB XI § 14 nennt konkrete Kriterien. Für die Mobilität sind dies z. B. „Positionswechsel im Bett, Halten einer stabilen Sitzposition, Umsetzen, Fortbewegen innerhalb des Wohnbereichs, Treppensteigen".

Verfahren nach § 18

- Prüfung des Antragstellers durch Medizinischen Dienst oder unabhängige Gutachter (von der Pflegekasse beauftragt) hinsichtlich Einschränkungen nach § 14 und voraussichtlicher Dauer der Pflegebedürftigkeit

- Prüfung hinsichtlich „Maßnahmen zur Beseitigung, Minderung oder Verhütung einer Verschlimmerung der Pflegebedürftigkeit einschließlich der Leistungen zur medizinischen Rehabilitation"
- Prüfung der Notwendigkeit hinsichtlich verhaltensbezogener Prävention nach § 20 Abs. 5 SGB V
- Anrecht des Antragstellers auf Entscheidung spätestens 25 Arbeitstage nach Antragstellung; unter bestimmten Umständen innerhalb 1 Woche (§ 18 Abs. 3)
- Empfehlungen zu Hilfsmittel- und Pflegehilfsmittelversorgung als Teil des Gutachtens

Feststellung der Pflegebedürftigkeit nach § 15

- Ermittlung durch ein „pflegefachlich begründetes Begutachtungsinstrument" mit 6 Modulen (entsprechend § 14; → Tab. 24.1)
- Bewertung der Schweregrade der Beeinträchtigungen mit Punkten (→ Tab. 24.2)
- 5 Schweregrade reichen von „keine Beeinträchtigung der Selbständigkeit und der Fähigkeiten" (Punktbereich 0) bis „schwerste Beeinträchtigungen der Selbständigkeit und der Fähigkeiten" (Punktbereich 4)

TIPP

Das Begutachtungsinstrument findet sich unter: www.mds-ev.de/fileadmin/dokumente/Publikationen/SPV/Begutachtungsgrundlagen/19-05-20_NBI_Pflegebeduerftigkeit_Fach-Info.pdf

Modul	Gewichtung
Mobilität	10 %
Kognitive und kommunikative Fähigkeiten sowie Verhaltensweisen und psychische Problemlagen	zusammen 15 %
Selbstversorgung	40 %
Bewältigung von und selbständiger Umgang mit krankheits- oder therapiebedingten Anforderungen und Belastungen	20 %
Gestaltung des Alltagslebens und sozialer Kontakte	15 %

Tab. 24.1 Gewichtung der Module im Begutachtungsinstrument (§ 15)

Pflegegrad	Punktwert	Pflegebedürftige Kinder bis 18 Monate
1	12,5 bis unter 27	–
2	27 bis unter 47,5	12,5 bis unter 27
3	47,5 bis unter 70	27 bis unter 47,5
4	70 bis unter 90	47,5 bis unter 70
5	90 bis 100	70 bis 100

Tab. 24.2 Pflegegrade nach Punktwerten nach § 15

MERKE

Pflegebedürftige Kinder werden bezüglich Selbstständigkeit und Fähigkeiten mit altersentsprechend entwickelten Kindern verglichen (§ 15).

Leistungen nach § 28

- **Pflegeberatung** (§ 7a)
- **Pflegesachleistungen** (häusliche Pflegehilfe, § 36) in Höhe von 689 bis 1.995 €/Monat
- **Pflegegeld** (§ 37) in Höhe von 316 bis 901 €/Monat; einhergehend mit Beratungspflicht: halbjährlich für Pflegegrad 2 und 3, vierteljährlich für Pflegegrad 4 und 5
- **Kombinationsleistungen** (§ 38), Inanspruchnahme von sowohl Sach- als auch Geldleistungen
- **Verhinderungspflege** (§ 39), max. 6 Wochen/Jahr, max. 1.612 €/Jahr
- **Pflegehilfsmittel, wohnumfeldverbessernde Maßnahmen** (§ 40): max. 40 €/Monat für zum Verbrauch bestimmte Pflegehilfsmittel; Zuzahlung durch Pflegebedürftigen für technische Hilfsmittel 10 %, max. jedoch 25 €; Zuschuss der Pflegekasse zur Verbesserung des Wohnumfelds max. 4.000 € einmalig
- **Tages- und Nachtpflege** (§ 41) in Höhe von 689 bis 1.995 €/Monat
- **Kurzzeitpflege** (§ 42) max. 8 Wochen/Jahr, max. 1.612 €/Jahr, Erhöhung auf 3.224 € möglich durch Anrechnung nicht in Anspruch genommener Verhinderungspflege
- **Vollstationäre Pflege** (§ 43) in Höhe von 770–2.005 €/Monat
- **Entlastungsbetrag** (§ 45b) bis zu 125 €/Monat; zweckgebunden zur Entlastung pflegender Angehöriger und zur Förderung von Selbstständigkeit/-bestimmtheit des Pflegebedürftigen bei der Alltagsgestaltung

MERKE

Die Leistungen bei **Pflegegrad 1** weichen von der o. g. Liste ab und werden in § 28a, SGB XI beschrieben. Leistungen für **Pflegepersonen** regeln §§ 44–45. Regelungen für **ambulant betreute Wohngruppen:** §§ 28, 28a, 38a, 45e.

- Regelt Grundlagen zum Tragen der **Berufsbezeichnung** Pflegefachmann/-frau; Urkunde zur Erlaubnis mit Hinweis auf Vertiefungseinsatz (§ 1, → Kap. 4)
- **Vorbehaltene Tätigkeiten** (§ 4):
  - Individuellen Pflegebedarf erheben und feststellen
  - Pflegeprozess organisieren, gestalten, steuern
  - Qualität der Pflege analysieren, evaluieren, sichern, entwickeln
  - Durchführung nur durch Personen mit Erlaubnis zum Tragen der Berufsbezeichnung
- „Fortlaufende persönliche und fachliche Weiterentwicklung“ notwendig (§ 5)
- „Pflege
  - umfasst präventive, kurative, rehabilitative, palliative und sozialpflegerische Maßnahmen
  - zur Erhaltung, Förderung, Wiedererlangung oder Verbesserung der physischen und psychischen Situation der zu pflegenden Menschen,
  - ihre Beratung sowie
  - ihre Begleitung in allen Lebensphasen und die Begleitung Sterbender“ (§ 5)
- Pflege
  - „[...] erfolgt entsprechend dem allgemein anerkannten Stand pflegewissenschaftlicher, medizinischer und weiterer bezugswissenschaftlicher Erkenntnisse auf Grundlage einer professionellen Ethik.
  - [...] berücksichtigt die konkrete Lebenssituation, den sozialen, kulturellen und religiösen Hintergrund, die sexuelle Orientierung sowie die Lebensphase der zu pflegenden Menschen.
  - [...] unterstützt die Selbstständigkeit der zu pflegenden Menschen und achtet deren Recht auf Selbstbestimmung.“ (§ 5)

- Regelt u. a. Zugangsvoraussetzungen zur Ausbildung (§ 11), detaillierte Ausbildungsziele (§ 5), Fehlzeiten in der Ausbildung (§ 13), Mindestanforderung an Pflegeschulen (§ 9), Ausbildungsfinanzierung (§§ 26–36), hochschulische Pflegeausbildung (§§ 37–39); Anerkennung ausländischer Berufsabschlüsse (§§ 40–48, 66a); Aufgaben einer Fachkommission für den Rahmenlehrplan und Rahmenausbildungsplan (§§ 53, 54), besondere Vorschriften für Abschlüsse in der Gesundheits- und Kinderkrankenpflege bzw. Altenpflege (§§ 58–62), Fortgeltung früherer Berufsbezeichnungen (§ 64)
- **Ausbildungsvertrag** zwischen Auszubildendem und Träger der praktischen Ausbildung notwendig; Träger der praktischen Ausbildung und der Pflegeschule können identisch sein (§ 8)
- Träger der praktischen Ausbildung haben (§ 18)
  - einen Ausbildungsplan zu erstellen (§§ 6, 8),
  - vereinbarte Einsätze zu gewährleisten,
  - Ausbildungsmittel kostenlos zur Verfügung zu stellen,
  - Auszubildende für Ausbildungsveranstaltungen der Pflegeschule und Prüfungen freizustellen und
  - auf Lern- und Vorbereitungszeiten Rücksicht zu nehmen
- Dem Auszubildenden übertragene Aufgaben müssen dem Ausbildungszweck und -stand entsprechen, physisch und psychisch angemessen sein (§ 18)
- **Probezeit:** 6 Monate ab Ausbildungsbeginn (§ 20)
- Praxiseinrichtungen unterstützen Pflegeschulen bei deren Praxisbegleitung (§ 11)
- Praxisanleitung (→ Kap. 29)

- Rechtsgrundlagen: Heilberufe(kammer)gesetze oder sonstige Kammergesetze der einzelnen Bundesländer
- Organisation der Pflegekammern in Deutschland:
  - **Bundespflegekammer:** Zusammenschluss der Pflegeberufekammern der Länder als Arbeitsgemeinschaft auf Bundesebene
  - Aktuell existierende Pflegekammern (Stand 9/2021): Rheinland-Pfalz, Schleswig-Holstein (Auflösung in 2021 geplant), Niedersachsen (Auflösung in 2021 geplant)
  - Pflegekammer im Aufbau (Stand: 9/2021): Nordrhein-Westfalen

TIPP

Die Bundespflegekammer im Web: www.bundespflegekammer.de

- **Aufgaben** und **Ziele:**
  - **Sicherstellung** einer professionellen, wissenschaftlich aktuellen Pflege, z. B. Regelung von **Fort- und Weiterbildung,** Schaffung einer **Berufsordnung** mit Rechten/Pflichten von Pflegefachpersonen
  - Wahrnehmung des **Mitspracherechts** der Pflegenden in Fragen, die ihren Beruf betreffen, z. B. Stellungnahmen und Beratung in Gesetzgebungsverfahren, **Stimmrecht** in Gremien
  - **Selbstverwaltung** des Berufsstands, z. B. Mitgliederregister
- Pflichtmitgliedschaft für dreijährig ausgebildete Pflegefachpersonen, die den Beruf ausüben

MERKE

Selbstverwaltung, Mitsprache- und Stimmrecht, aber auch eine qualitativ hochwertige Ausübung des Berufs sind ein hohes Gut. Verschiedene andere Berufsgruppen sind daher längst in Kammern organisiert, z. B. Ärzte, Architekten, Psychotherapeuten, Apotheker, Rechtsanwälte.

- Rechtsgrundlage: Pflegepersonaluntergrenzen-Verordnung (PpUGV)
- Grund: sichere und gute Pflege sicherstellen
- Pflegekräfte im Sinne der PpUGV sind:
  - Dreijährig ausgebildete Pflegefachpersonen
  - Mind. einjährig ausgebildete Pflegehilfskräfte, med. Fachangestellte, anästhesietechnische Assistenten (nach DKG-Empfehlung ausgebildet), Notfallsanitäter
- Zuordnung von Stationen regelt § 3
- Krankenhäuser ermitteln monatliche Durchschnittswerte
- Meldung pflegesensitiver Bereiche (→ Tab. 27.1) an das InEK (§ 5)
- Wirtschafts- oder Buchprüfer bestätigen Einhaltung der Grenzen
- Vergütungsabschläge für Krankenhäuser, die Untergrenzen unterschreiten
- Einhaltung der Untergrenzen nicht zwingend bei kurzfristigem, über das normale Maß hinausgehendem krankheitsbedingtem Personalausfall, Epidemien, Großschadensereignissen
- Verlagerung von Pflegekräften aus nicht pflegesensitiven Bereichen in pflegesensitive Bereiche nur in engen Grenzen möglich (§ 8)

TIPP

Die Anlage zur PpUGV listet DRGs als Indikatoren für die pflegesensitiven Bereiche auf: www.gesetze-im-internet.de/ppugv_2021/PpUGV.pdf
Für die Pädiatrie ist in erster Linie das Alter < 18 Jahren entscheidend.

- Ganzhausansatz:
  - Eingesetztes Pflegepersonal im Verhältnis zum individuellen Pflegeaufwand der im Krankenhaus versorgten Patienten
  - Nicht zu unterschreitender Wert noch festzulegen

Pflegesensitiver Bereich	Personaluntergrenze am Tag (6–22 Uhr)	Personaluntergrenze in der Nacht (22–6 Uhr)	Max. Anteil Pflegehilfskräfte am Tag	Max. Anteil Pflegehilfskräfte nachts
Intensivmedizin (auch pädiatrische)	2 : 1	3 : 1	5 %	5 %
Geriatrie	10 : 1	20 : 1	15 %	20 %
Innere Medizin, Kardiol.	10 : 1	22 : 1	10 %	10 %
Chirurgie, Unfallchirurgie	10 : 1	20 : 1	10 %	10 %
Herzchirurgie	7 : 1	15 : 1	5 %	0 %
Neurologie	10 : 1	20 : 1	8 %	8 %
Neurologische Schlaganfalleinheit	3 : 1	5 : 1	0 %	0 %
Neurologische Frührehabilitation	5 : 1	12 : 1	10 %	10 %
Pädiatrie[1]	6 : 1	10 : 1	5 %	5 %

[1] Gilt nicht für Frauenheilkunde und Geburtshilfe sowie für Bereiche, die die Mindestanforderungen der perinatologischen Versorgung erfüllen (vgl. § 1 PpUGV). Der G-BA kann geringere Patientenzahlen vorsehen, die mit Veröffentlichung im Bundesanzeiger gültig sind (§ 1 PpUGV; Stand: 11/2021).

Tab. 27.1 Pflegepersonaluntergrenzen (Patienten : Pflegekräfte) laut § 6

MERKE

Während der Covid-19-Pandemie wurden die Pflegepersonaluntergrenzen teilweise kraft Gesetzes ausgesetzt.

Artikelgesetze: ändern gesetzliche Vorgaben in verschiedenen anderen Gesetzen

1. Pflegestärkungsgesetz (PSG I)

- Erhöhte Leistungen nach SGB XI ab 2015
- Einführung von **Entlastungsleistungen**
- Bei Vereinbarung von Pflegesätzen auf Basis von Gehältern bis zur tariflichen Höhe: Verpflichtung des Arbeitgebers zur Einhaltung der Bezahlung (Art. 1 Abs. 24a; § 84 SGB XI)
- Finanzierungsmodalitäten von Pflegediensten (Art. 1 Abs. 26a), betreffend § 89 SGB XI
- Anlassprüfung bei „sachlich begründete[n] Hinweisen auf eine nicht fachgerechte Pflege" (Art. 1 Abs. 27), betreffend § 114 SGB XI
- Aufnahme von Kapitel 14, SGB XI – Zulagenförderung der **privaten Pflegevorsorge** (Art. 1 Abs. 30)
- Modellvorhaben eines Screenings auf **4MRGN** (Art. 2a), betreffend § 64c SGB V

2. Pflegestärkungsgesetz (PSG II)

- U. a. **Informationspflicht der Pflegekasse** gegenüber Leistungsempfänger hinsichtlich Leistungen, Pflegeberatung, Pflegestützpunkten (Art. 1 Abs. 3)
- Erstellung einer Liste über Leistungen und Vergütungen von Pflegeeinrichtungen durch die Landesverbände der Pflegekassen (Art. 3), betreffend § 7 SGB XI
- Einrichtung von **Pflegestützpunkten** (Art. 1 Abs. 6)
- Bildung von **Landespflegeausschüssen** (Art. 1 Abs. 8)
- Erlass von **Richtlinien zur Pflegeberatung**

TIPP

Der Erlass von Richtlinien zur Pflegeberatung nach § 7a SGB XI ist einsehbar unter: www.gkv-spitzenverband.de/media/dokumente/pflegeversicherung/beratung_und_betreuung/pflegeberatung/2020-10-05_Pflegeberatungs-Richtlinien.pdf

- Umrechnung von Pflegestufen in Pflegegrade (Art. 1 Abs. 27)
- Vereinbarungen für „eine praxistaugliche, den Pflegeprozess unterstützende und die Pflegequalität fördernde Pflegedokumentation" (Art. 1 Abs. 32)
- Vorgaben zum „indikatorengestützte(n) Verfahren zur vergleichenden Messung und Darstellung von Ergebnisqualität im stationären Bereich" (Art. 1 Abs. 32), betreffend § 113 SGB XI

TIPP

Richtlinien für aktuelle Qualitätsprüfungen finden sich beim Medizinischen Dienst: www.mds-ev.de

- Entwicklung und Erprobung eines Verfahrens zur **Messung des Personalbedarfs** in Pflegeeinrichtungen (Art. 1 Abs. 35), betreffend § 113c, SGB XI
- Anpassung des **Pflegebedürftigkeitsbegriffs,** betreffend § 14 SGB XI, und Ermittlung des Pflegegrads sowie Anwendung des Begutachtungsinstruments, betreffend § 15 SGB XI (Art. 2 Abs. 7)
- Erlass von **Begutachtungsrichtlinien** zur Pflegebedürftigkeit (Art. 2 Abs. 8)

TIPP

Der Erlass von Begutachtungsrichtlinien zur Pflegebedürftigkeit ist einsehbar beim Medizinischen Dienst: www.mds-ev.de/fileadmin/dokumente/Publikationen/SPV/Begutachtungsgrundlagen/19-11-12_BRi_Pflege.pdf

- Definition von außerhäuslichen Aktivitäten und Haushaltsführung in Art. 2 Abs. 10, betreffend § 18 SGB XI
- Aufnahme neuer Leistungen:
  - „Zusätzliche Betreuung und Aktivierung in stationären Pflegeeinrichtungen“
  - „Umwandlung des ambulanten Sachleistungsbetrags“
  - Umwandlung des Entlastungsbetrags in § 28 SGB XI (Art. 2 Abs. 13)
- Definition der Leistungen bei Pflegegrad 1 in § 28a SGB XI (Art. 2 Abs. 14)
- Erhöhte Leistungen nach SGB XI
- Verbesserung der Situation pflegender Angehöriger

3. Pflegestärkungsgesetz (PSG III)

- Konkretisierte Regelungen für **Pflegestützpunkte** (Art. 1 Abs. 3)
- Konkretisierte Regelungen für **Landespflegeausschüsse** (Art. 1 Abs. 4)
- Konkretisierungen zum **Entlastungsbetrag** (Art. 1 Abs. 13)
- Definition, welche Einrichtungen keine Pflegeeinrichtungen sind (Art. 1 Abs. 15)
- Bereiche der **Abrechnungsprüfungen:**
  - Leistungen der Pflegeversicherung
  - Leistungen der Unterkunft und Verpflegung (Art. 1 Abs. 17)

- Notwendigkeit, in **Pflegesatzverhandlungen** voraussichtliche Personalkosten im Vergleich zu aktuellen Kosten geltend zu machen (Art. 1 Abs. 17b)
- Aufklärungspflicht gegenüber Pflegebedürftigen, die an **Qualitätsprüfungen** teilnehmen (Art. 1 Abs. 21a)
- Verschiedene Besitzstandsschutz-Sachverhalte beim Wechsel von Pflegestufen zu Pflegegraden
- Anpassung des 7. Kapitels des SGB XII (Sozialhilfe) – Hilfen zur Pflege äquivalent zu Regelungen im SGB XI (Leistungsempfänger, Pflegebedürftigkeitsbegriff usw.)

MERKE

Die finale Fassung der Änderungen findet sich im jeweiligen Gesetz.

TIPP

Einsichtsmöglichkeit von Gesetzen im Internet, z. B:
- www.buzer.de (enthält auch Artikelgesetze)
- www.gesetze-im-internet.de

- **Ziele:**
  - Kompetenzen nach § 5 PflBG vermitteln
  - Personalkompetenz inkl. Sozialkompetenz und Selbstständigkeit fördern (§ 2 PflAPrV)
- Sicherstellung durch Praxiseinrichtungen (§ 4 PflAPrV)
- **Aufgaben** (§ 4 PflAPrV):
  - An Wahrnehmung beruflicher Aufgaben heranführen
  - Auszubildende anhalten, Ausbildungsnachweis zu führen (nach Einsatz der Schule vorlegen)
  - Kontakt mit Pflegeschule halten
  - Mitglied des Prüfungsausschusses (§ 10 PflAPrV)
- **Umfang:**
  - Mind. 10 % der praktischen Einsatzzeit je Einsatz
  - Nicht anrechenbar: „Mitlaufen" ohne Lernauftrag, Koordinationsaufgaben des Praxisanleitenden, geplante Anleitungszeit, die jedoch nicht genutzt wurde
  - In Summe mind. 250 Stunden
  - Vom Träger der praktischen Ausbildung sicherzustellen (§ 4 PflAPrV, §§ 6, 18 PflBG)
  - Planung und Strukturierung auf Basis des **Ausbildungsplans** (§ 4 PflAPrV, § 8 PflBG)
- **Voraussetzungen Praxisanleitende** (§ 4 PflAPrV, → Abb. 29.1):
  - Dreijährig examinierte Pflegefachperson
  - Mind. 1 Jahr Berufserfahrung in den letzten 5 Jahren im Einsatzbereich
  - Befähigung zum Praxisanleitenden: berufspädagogische Zusatzqualifikation von mind. 300 Stunden; anschließend berufspädagogische Fortbildung von mind. 24 Stunden jährlich
  - Bestandsschutz für Praxisanleitende, die vor dem 31.12.2019 qualifiziert wurden

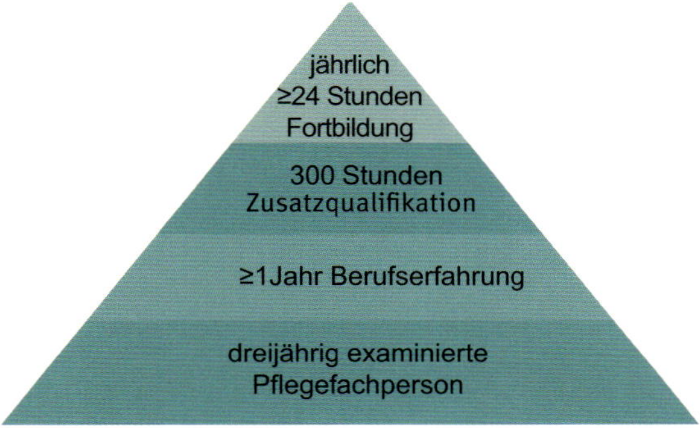
jährlich
≥24 Stunden
Fortbildung
300 Stunden
Zusatzqualifikation
≥1 Jahr Berufserfahrung
dreijährig examinierte
Pflegefachperson

Abb. 29.1 Voraussetzungen, die Praxisanleitende erfüllen müssen

- Vor-/Nachbereitung, Durchführung von Praxisanleitung, deren Koordination und Absprachen mit der Schule (= Arbeitszeit)
- Anleitungen mit mehreren Auszubildenden gleichzeitig möglich
- Anforderungen und Komplexität steigen mit Ausbildungsdauer
- Auch Pflegefachpersonen ohne Praxisanleitungsqualifikation dürfen anleiten, zusätzlich zu o. g. 10 %
- Refinanzierung der Kosten für Praxisanleitung nach §§ 26 ff. PflBG

TIPP

- Musterentwurf zum Ausbildungsnachweis: www.bibb.de/dokumente/pdf/Musterentwurf-Ausbildungsnachweis.pdf
- Übersichtsartikel: Quernheim G. Praxisanleitung in den 2020er-Jahren: Brechen goldene Zeiten an? Die Schwester Der Pfleger. 2020; 59(3): 60–65.

- Projektziel klären
- Projektmitarbeitende definieren und informieren
- Verantwortlichkeiten klären:
  - Für das gesamte Projekt
  - Für Teilschritte/-aufgaben
- Zeitrahmen klären/definieren für:
  - Gesamtziel
  - Teilschritte/Meilensteine
- Projektbudget:
  - Festlegen
  - Im Auge behalten
- Projektfortschritte dokumentieren:
  - Planabweichungen an Projektleiter oder ggf. Vorgesetzten melden
  - Erfolge „feiern"
- Projekt evaluieren und Verbesserungsmöglichkeiten für Folgeprojekte klären:
  - Zusammenarbeit
  - Inhaltliche Zielerreichung und Nachbesserungsbedarf des Ergebnisses
  - Zeitrahmen
  - Budget: Überschuss oder Lücken
  - Ggf. Notwendigkeit eines Folgeprojekts

TIPP

Kawasaki, G. The Art of the Start. London: Penguin, 2004.
Einen Überblick zur Projektarbeit bietet: Friedrichs J.-H. Projektarbeit. In: Freund J, Overlander G (Hrsg.). Pflegemanagement Heute. 3. A. München: Elsevier, 2020. S. 246–251.

- Rechtliche Grundlagen:
  - Bundesurlaubsgesetz (BUrlG); Abweichungen auf Basis eines Tarifvertrags möglich; Ausnahme: mind. 24 Urlaubstage (§§ 3, 13 BUrlG); Abweichungen zuungunsten des Arbeitnehmers nicht möglich
  - Jugendarbeitsschutzgesetz (JArbSchG)
  - 9. Sozialgesetzbuch (SGB IX)
  - Tarifvertrag
  - Arbeitsvertrag
- Rechtlicher **Anspruch:**
  - Jährlich mind. 24 Werktage (§ 3 BUrlG)
  - **Werktage** sind „Kalendertage, die nicht Sonn- oder gesetzliche Feiertage sind" (§ 3 BUrlG)
  - **Voller Anspruch** erstmalig nach sechsmonatigem Arbeitsverhältnis (§ 4 BUrlG); vorher: je voller Monat Arbeitsverhältnis Anspruch auf $^{1}/_{12}$ des Jahresurlaubs; „Bruchteile von Urlaubstagen, die mind. einen halben Tag ergeben, sind auf volle Urlaubstage aufzurunden" (§ 5 BUrlG)
  - Urlaub bei **vorhergehendem Arbeitgeber** im laufenden Kalenderjahr ist anzurechnen; vorangehender Arbeitgeber zur Bescheinigung verpflichtet (§ 6 BUrlG)
- **Jugendliche:**
  - Alter zu Beginn des Kalenderjahrs < 16 Jahre: mind. 30 Tage
  - < 17 Jahre: mind. 27 Tage
  - < 18 Jahre: mind. 25 Tage
  - Berufsschultage während des Urlaubs zählen nicht als Urlaubstage (§ 19 JArbSchG)
- Besonderheiten/Abweichungen nach TVöD-K:
  - Bei 5-Tage-Woche: 30 Tage

- Bei weniger oder mehr als 5 Arbeitstagen/Woche entsprechend Erhöhung oder Verringerung
- Bruchteile ≥ ½ Tag werden aufgerundet, Bruchteile < ½ Tag bleiben unberücksichtigt (§ 26)
- 1 Zusatztag für 2 zusammenhängende Monate ständige Wechselschichtarbeit (→ Kap. 3) bzw. für 4 zusammenhängende Monate ständige Schichtarbeit (§ 27)
- Pro 2 Zusatzurlaubstage wegen ständiger Wechselschicht ein weiterer Urlaubstag (§ 27)
- Zusatzurlaubstage wegen Nachtarbeit (21–6 Uhr): 1 Tag bei ≥ 150 Nachtarbeitsstunden/Jahr; 2 Tage bei ≥ 300 Nachtarbeitsstunden/Jahr; 3 Tage bei ≥ 450 Nachtarbeitsstunden/Jahr; 4 Tage bei ≥ 600 Nachtarbeitsstunden/Jahr; Regelungen für Teilzeitkräfte (§ 27)
- Max. 9 Zusatzurlaubstage/Jahr in 2021 bzw. 10/Jahr ab 2022 (§ 27; Ausnahme: Schwerbehinderung, siehe unten)
- **Arbeitsbefreiungen** wegen Geburt, Tod, Umzug usw. regelt § 29

- **Zusatzurlaub** für **schwerbehinderte Menschen:**
  - 5 zusätzliche Urlaubstage bei 5-Tage-Woche
  - Tarifliche, betriebliche oder sonstige Regelungen können mehr Zusatzurlaubstage vorsehen (§ 208 SGB IX)
- **Urlaubsplanung:**
  - Wünsche der Arbeitnehmenden sind zu berücksichtigen, wenn keine dringenden betrieblichen Belange oder sozial begründete Wünsche anderer Arbeitnehmenden entgegenstehen (§ 7 BUrlG)
  - Urlaub im Anschluss an medizinische Maßnahme oder Rehabilitation ist zu gewähren (§ 7 BUrlG)
  - Bei Anspruch > 12 Urlaubstage; mind. 12 aufeinanderfolgende Werktage gewähren (§ 7 BUrlG)

- – Übertragung des Urlaubs ins nächste Kalenderjahr nur bei dringenden betrieblichen oder persönlichen Gründen
  – Inanspruchnahme des übertragenen Urlaubs in den ersten 3 Kalendermonaten (§ 7 BUrlG)
  – Urlaubsanspruch im Rahmen der ersten 6 Monate des Arbeitsverhältnisses auf Wunsch des Arbeitnehmers übertragbar in nächstes Kalenderjahr (§ 7 BUrlG)
  – Urlaub, der bei Beendigung des Arbeitsverhältnisses nicht mehr genommen werden kann, ist abzugelten (§ 7 BUrlG)
  – **TVöD-K:** Urlaubsteil von 2 Wochen Dauer anstreben (§ 26); Urlaub des Vorjahrs bis 31.3., bei Arbeitsunfähigkeit oder dringenden betrieblichen Gründen bis 31.5. anzutreten
- Erwerbstätigkeit während des Urlaubs ist untersagt (§ 8 BUrlG)
- Keine Anrechnung ärztlich bezeugter Krankheitstage während des Urlaubs als Urlaubstage (§ 9 BUrlG)
- Keine Anrechnung medizinischer Vorsorge und Rehabilitation auf Urlaubstage, sofern Anspruch auf Entgeltfortzahlung besteht (§ 10 BUrlG)
- Bemessung des Entgelts während des Urlaubs am durchschnittlichen Arbeitsverdienst der letzten 13 Wochen vor dem Urlaub, abzüglich Verdienste für Überstunden (§ 11 BUrlG)
- Urlaub bei Beschäftigungsverbot im Rahmen einer Schwangerschaft: Anspruch auf bezahlten Erholungsurlaub besteht fort (§ 24 MuSchG)

Das Weisungsrecht, auch Direktionsrecht, ermöglicht Arbeitgebern, Aufgaben und Verhalten des Mitarbeitenden zu lenken.

- Rechtliche Regelungen:
  - Bestimmung der Leistung durch eine Partei (§ 315 BGB)
  - „Durch den Arbeitsvertrag wird der Arbeitnehmer [...] zur Leistung weisungsgebundener, fremdbestimmter Arbeit [...] verpflichtet. Das Weisungsrecht kann Inhalt, Durchführung, Zeit und Ort der Tätigkeit betreffen" (§ 611a BGB)
- Weisungsrecht ist notwendiger **Teil des Arbeitsvertrags**
- **Übertragung** des Weisungsrechts an Arbeitnehmer – Führungskräfte oder Vorgesetzte:
  - Übernehmender Arbeitnehmer übernimmt auch die Verantwortung
  - Übertragenes Weisungsrecht kann eingegrenzt sein, z. B. nach fachlichen und disziplinarischen Aspekten
- Für die Weisung ist keine Form vorgeschrieben
- **TVöD-K** sieht ab Entgeltgruppe 11 fachliche Weisungsbefugnis vor

Vgl. Delegation und Übernahme (→ Kap. 12)
Vgl. Dienstanweisung (→ Kap. 13)

32 Weisung